Gut Essen
ist eine Form
der Selbstachtung

Silvia Hahn

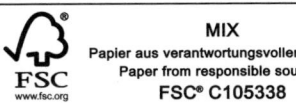
MIX
Papier aus verantwortungsvollen Quellen
Paper from responsible sources
FSC® C105338
FSC
www.fsc.org

© 2021 Silvia Hahn
1. Auflage 2021
Herstellung und Verlag:
BoD – Books on Demand, Norderstedt
ISBN: 9783752658699

Bibliografische Information der Deutschen Nationalbibliothek:
Die Deutsche Nationalbibliothek verzeichnet diese Publikation in der Deutschen Nationalbibliografie; detaillierte bibliografische Daten sind im Internet über dnb.dnb.de abrufbar.

Hinweis
Alle Angaben und Informationen in diesem Buch wurden sorgfältig ausgearbeitet. Auch langjährige Erfahrungswerte fließen in dieses Buch mit ein.

Ich bin bemüht, alle Inhalte ständig auf dem aktuellen Stand zu halten. Dennoch sind Fehler und Unklarheiten nicht ausgeschlossen, weshalb ich keine Garantie für Richtigkeit, Aktualität, Qualität und Vollständigkeit meiner Inhalte geben kann.

Inhaltsverzeichnis

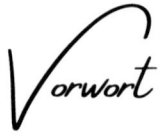

Vorwort

Liebe Leserin, lieber Leser,

es gibt eine Menge an Büchern zum Thema gesunde Ernährung. du wirst dich jetzt sicherlich fragen, was an diesem Buch anders oder besser sein soll. Ist dieses Buch etwas Besonderes? Ich finde: ja natürlich. Jedes meiner Bücher ist etwas Besonderes.

Ich beschäftige mich bereits seit über 25 Jahren mit den Themen Gesundheit, Ernährung und Bewegung. In dieser Zeit konnte ich feststellen, dass ein umsichtiger Umgang mit dem eigenen Ich, unserem Körper und unserer Seele, jedem Einzelnen sehr gut tut und sich positiv auf das Leben auswirkt.

Jeder von uns ist individuell. Somit ist auch die Ernährung für jeden einzigartig. Ich habe in diesen vielen Jahren gelernt und festgestellt, dass meine Kunden mit einem typgerechten Ernährungsplan die größten Erfolge erzielen können – egal ob sie abnehmen, zunehmen, fasten und entgiften oder „nur" gesund essen möchten.

Es ist unglaublich, was eine gute und typgerechte Ernährung alles verändern kann und wie sie zur Gesundheit jedes Einzelnen beitragen kann.

Unser Körper benötigt genau 7 Nährstoffe: Wasser, Eiweiße, Fette, Kohlenhydrate, Mineralstoffe, Vitamine und Spurenelemente. Die Auswahl der Lebensmittel sollte typgerecht erfolgen. Es gibt allerdings grundlegende Informationen, die jeder von uns in seiner Ernährung beachten und erfolgreich umsetzen kann. Diese 7 Tipps habe ich in diesem Buch zusammengefasst.

Du kannst dir aus diesem Buch, wie in einem Supermarkt, genau das raussuchen, was du gerne umsetzen möchtest und was dir für einen gesunden Lebensstil noch fehlt.

Ich wünsche dir viel Erfolg dabei und viel Spaß beim Lesen. Legen wir gleich los.

Deine

Silvia Hahn

„Gut Essen ändert vieles."
Silvia Hahn

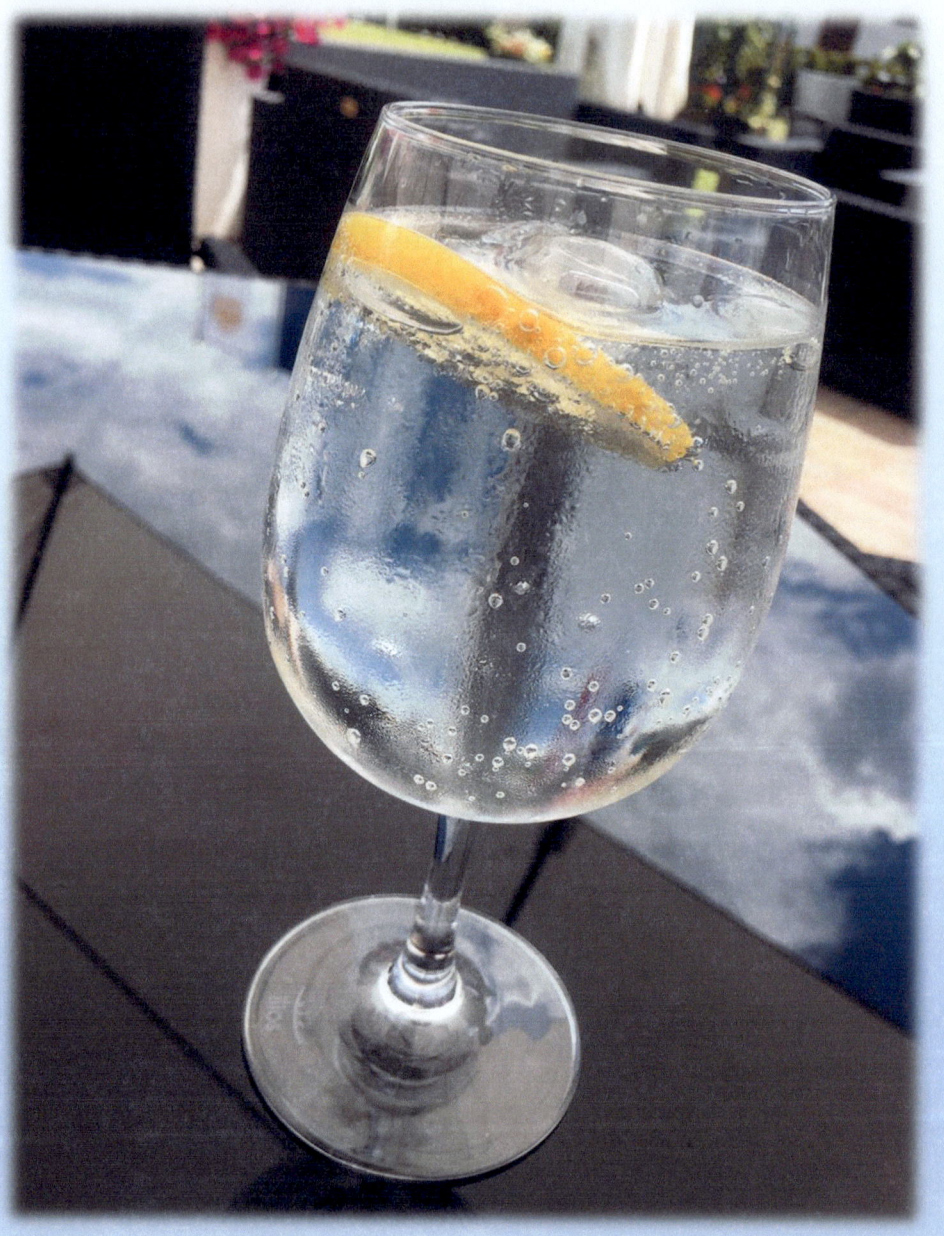

Trinke optimal und ausreichend

Kennst du das auch: der Tag geht vorbei und erst abends fällt dir auf, dass du so gut wie nichts getrunken hast? Damit bist du nicht allein. Dies passiert vielen Menschen.

Wasser ist für den Körper allerdings überlebenswichtig. Ohne Nahrung kann ein Mensch viel länger auskommen als ohne Wasser. Es reicht schon ein geringer Verlust an Flüssigkeit und es entstehen körperliche Beschwerden.

Warum ist Wasser so wichtig für unseren Körper? Wasser ist an fast allen Körperfunktionen beteiligt. Wasser sorgt dafür, dass das Blut fließt und die Nährstoffe transportiert werden. Es ist für einen aktiven Stoffwechsel mitverantwortlich, für die Körpertemperatur, den Säure-Basen-Haushalt, den Mineralstoffhaushalt, den Abtransport von Stoffwechselendprodukten und vieles mehr.

Um schwere gesundheitliche Folgen durch Flüssigkeitsmangel auszuschließen, achte immer darauf, dass du ausreichend und regelmäßig trinkst.

Dies können Folgen eines Flüssigkeitsmangels sein: Abnahme der Konzentrations- und Leistungsfähigkeit, trockene Schleimhäute, Kopfschmerzen, ein geschwächtes Immunsystem sowie ein schlecht arbeitender Stoffwechsel. Auch Kreislaufbeschwerden, Harnwegsinfektionen und Nierenerkrankungen können dadurch entstehen.

Die Menge der Flüssigkeit, die du über den Tag verteilt aufnehmen solltest, ist recht schwierig zu bestimmen. Es heißt einerseits, du sollst mindestens zwei Liter pro Tag zusätzlich trinken. Eine andere Empfehlung lautet: 350 ml pro 10 kg Körpergewicht seien optimal. Dies hängt allerdings auch vom Geschlecht, Alter, Körpergewicht, Stoffwechsel, Sport, Stress uvm. ab. Bei sportlichen Aktivitäten solltest du diesen Flüssigkeitsverlust auch immer direkt ausgleichen.

Beim Trinken wird dir empfohlen, Wasser und ungesüßte Tees zu bevorzugen. Stilles Wasser hat noch weitere Vorteile. Das stille Wasser fördert das Verdauungssystem und da es keine Säure enthält, bleibt der Säure-Basen-Haushalt konstant.

Eins ist allerdings sehr wichtig beim Trinken: das Wasser sollte dir schmecken. Es gibt eine Vielzahl der unterschiedlichsten Arten von Wasser. Suche dir bitte eine Sorte heraus, die dir schmeckt und die du über einen längeren Zeitraum trinken kannst.

Morgens nach dem Aufstehen empfehle ich dir das erste Glas Wasser lauwarm zu trinken. Über die Nacht verliert dein Körper sehr viel Flüssigkeit. Diesen Verlust solltest Du morgens ausgleichen. Das lauwarme Wasser hat einen weiteren Vorteil, es regt deinen Verdauungstrakt an.

Wie machst Du das, dass du über den Tag verteilst, so viel trinken kannst? Wir rechnen mal gemeinsam. du bist pro Tag vermutlich mindestens 12 Stunden wach, im Normalfall wenigstens. Trinkst du jede Stunde ein Glas Wasser mit 0,2 Litern bist du nach 12 Stunden tatsächlich schon bei 2,4 Litern angekommen. Stell dir mal vor, du nimmst irgendwann statt 0,2 Litern nach einer gewissen Zeit Gläser mit einem Fassungsvermögen von 0,3 Litern. Dann sind es schon sage und schreibe 3,6 Liter pro Tag.

Solltest du gerne eine Unterstützung haben wollen, dass du das Trinken nicht vergisst, dann stell dir einfach an deinem Handy einen Wecker, der dich stündlich daran erinnert. Jeder von uns hat meist sein Handy in Reichweite. Sollte das Handy am Arbeitsplatz nicht erlaubt sein, tut es ein einfacher

Wecker, eine Kalendererinnerung am Computer oder ähnliches.

Du sollst natürlich nicht gleich ab morgen 3 Liter trinken, wenn du mit dem Trinken noch so deine Schwierigkeiten hast. Beginne damit, jeden Tag ein Glas mehr zu trinken. Trinken ist nur eine Gewohnheit, so wie vieles. Du führst deinen Körper langsam genau dahin, wo du ihn gerne haben möchtest. Geduld – das klappt, ganz bestimmt.

Ein weiterer Tipp von mir: Nimm immer ein großes Glas, fülle dieses mit Wasser und trinke mit einem Strohhalm. Der Strohhalm sollte nicht zu dünn sein. Wähle lieber einen Strohhalm mit einem großen Durchmesser.

Jetzt frägst du dich vermutlich: warum das denn? Ganz einfach. Ich möchte es dir erklären: du warst vermutlich schon einmal in einer Diskothek und hast einen Longdrink bestellt. Was ist in einem Longdrink (evtl. auch in einem Cocktail) meist drin? Genau, ein Strohhalm! Und warum? Ich möchte es dir verraten: weil das Glas viel schneller leer ist. Ist dir schon einmal aufgefallen, wie schnell so ein Glas leer ist? Zwischenzeitlich gibt es auch schon Becher oder Trinkflaschen, die mit einem solchen Strohhalm ausgestattet sind. Diese Flaschen sind sogar noch besser, denn du kannst sie überall hin mitnehmen. Probiere es einfach einmal aus. Einen Versuch ist es wert.

Ein letztes Glas Wasser am Abend vor dem Zubettgehen tut nicht nur gut, sondern ist unter anderem eine tolle Routine für dich. Der Körper kann das Wasser noch sehr gut gebrauchen, da du während dem Schlafen im Normalfall nicht weiterhin Wasser trinkst. Trinke etwa 0,2 bis 0,3 Liter vor dem Schlafengehen, sodass du deinen Schlaf für den Toilettengang nicht unterbrechen musst. Diese empfohlene Menge sollte den Schlaf nicht beeinflussen.

Wasser macht noch etwas sehr Wichtiges, gerade beim Abnehmen: es beschleunigt deinen Stoffwechsel. Bitte denke immer daran.

„Wasser – das Lebenselixier"

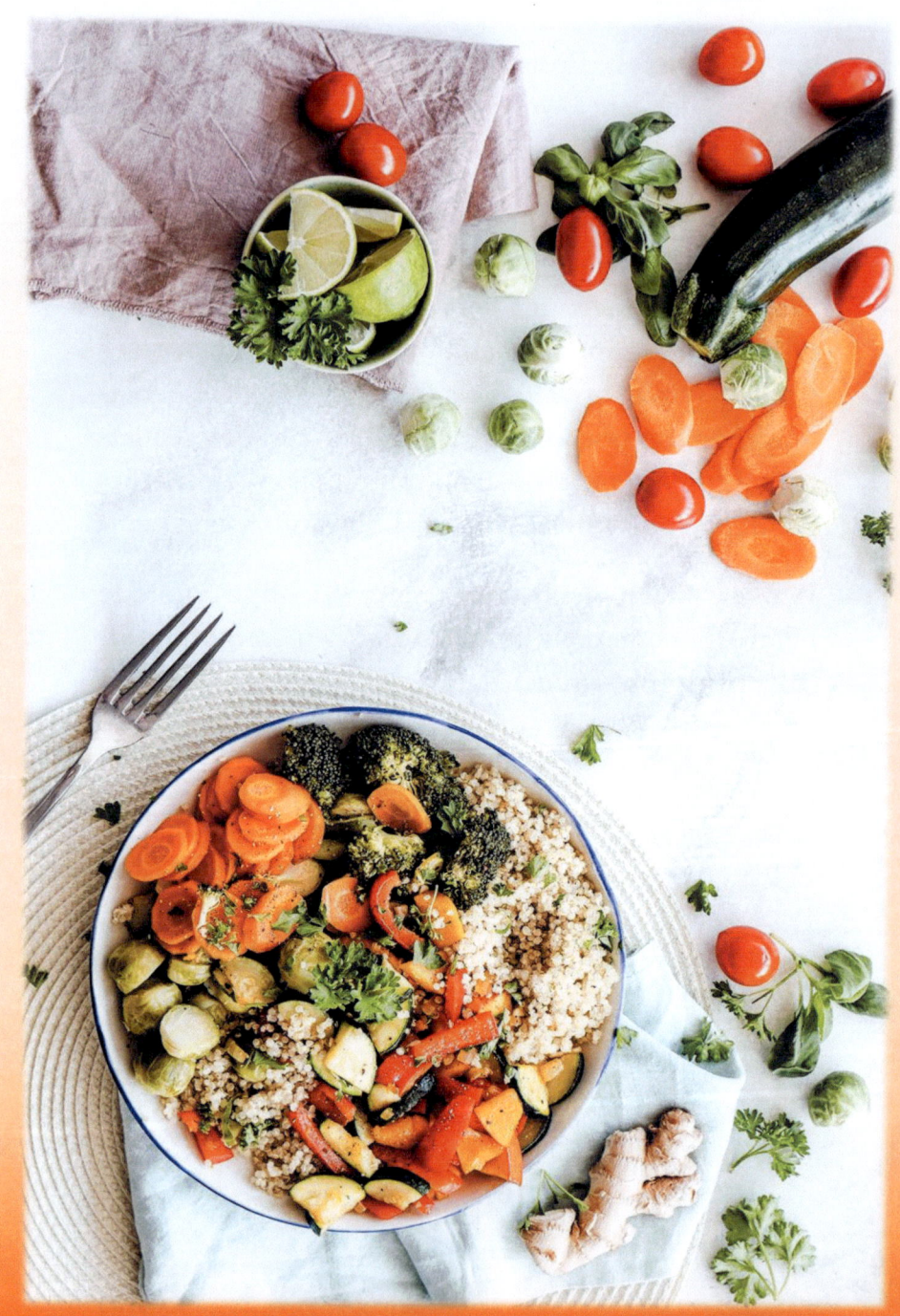

Gemüse ist sehr wertvoll

Gemüse ist ein Nahrungsmittel, das die einen lieben und die anderen machen einen großen Bogen darum. Aber warum ist Gemüse so gesund und sogar wertvoll für Dich?

Gemüse hat viele Vorteile, wenn man es mag oder sich mit Gemüse anfreunden kann. Auch für dich hält Gemüse viele Vorzüge bereit.

Es gibt eine Unmenge an Gemüsesorten. Du kannst dir die Sorten für dich raussuchen, die dir am besten schmecken und die du am besten verträgst. Nicht alle Gemüsesorten sind für jeden optimal bzw. verträglich.

Du lebst in einer Zeit, in der die Regale in den Einkaufszentren und Supermärkten voll sind. Du kannst aus einer Vielzahl an Lebensmitteln auswählen. Du musst nicht, wie in anderen Ländern oder zu früheren Zeiten vorkam, auf etwas verzichten oder auf anderes ausweichen. Du entscheidest, was in deinem Einkaufswagen landet und was auf deinen Teller kommt. Gibst du immer deinen Körper das, was er auch braucht?

In Gemüse stecken viele Pflanzenstoffe, Vitamine und Mineralstoffe, die gesundheitsfördernd sind. Dies alleine ist schon ein sehr guter Grund, Gemüse oft und abwechslungsreich in deinen Speiseplan aufzunehmen.

Gemüse hat noch viele weitere gute Eigenschaften und hilft dir sogar dein Gewicht konstant zu halten. Beim Abnehmen ist Gemüse sehr hilfreich. Gemüse hat wenig Fett und recht wenig Kalorien im Gegensatz zu einer eher fleisch-, kohlenhydrat- bzw. zuckerreichen Ernährungsweise. Gemüse sättigt unter anderem sehr gut. Ein weiterer entscheidender Vorteil, den du gut für dich nutzen kannst. Dadurch hast du nach einer Mahlzeit auch nicht gleich wieder Hunger. Eine optimale Mahlzeitenfrequenz möchte ich dir zu einem späteren Zeitpunkt noch genauer und detaillierter vorstellen.

Weißt du was Ballaststoffe sind? Ballaststoffe sind pflanzliche Nahrungsbestandteile, die im Magen nicht zersetzt werden und unverdaut bis in den Dickdarm gelangen. Pro Tag solltest du 30 Gramm Ballaststoffe zu dir nehmen. Hast du hierauf schon einmal genau geachtet? Gemüse hat auch Ballaststoffe und dadurch kannst du sehr gut einen Teil der empfohlenen Tagesmenge sehr natürlich deinem Körper zuführen.

Warum brauchst du überhaupt Ballaststoffe? Ein paar wichtige Gründe möchte ich dir hier vorstellen.

Ballaststoffe stärken die Darmflora, sind gut für dein Immunsystem und können vor Bluthochdruck schützen. Auch für deine Verdauung sind sie sehr vorteilhaft. Ballaststoffe nehmen Flüssigkeit wie ein Schwamm auf, was zu einem größeren Volumen des Speisebreis führt. Dadurch wird die Verdauung angeregt und die Nahrung passiert schneller den Darm. Dies wirkt einer Verstopfung entgegen.

In vielen Gemüsesorten ist der Ballaststoff Pektin enthalten. Pektin reguliert deinen Cholesterinspiegel, und zwar über einen Umweg. Es bindet nämlich Gallensäuren. Diese Gallensäuren muss dann der Körper wieder ersetzen und benötigt dafür als Grundbaustoff das Cholesterin. Mit dem erhöhten Verbrauch von Cholesterin für die Gallensäuren sinkt der Cholesterinspiegel im Blut. So kann eine natürliche Regulierung des Cholesterinspiegels erreicht werden.

Im Körper geschehen so viele lebensnotwendige Vorgänge, die alle aufeinander abgestimmt sind. Unser Körper benötigt hierfür die notwendigen Nährstoffe, um alles ordnungsgemäß ausführen zu können. Du trägst die Verantwortung dafür, diese erforderlichen Nährstoffe kontinuierlich deinem Körper zu geben – regelmäßig, in guter Qualität und in optimaler Menge.

„Gib deinem Körper die Nährstoffe, die er braucht."

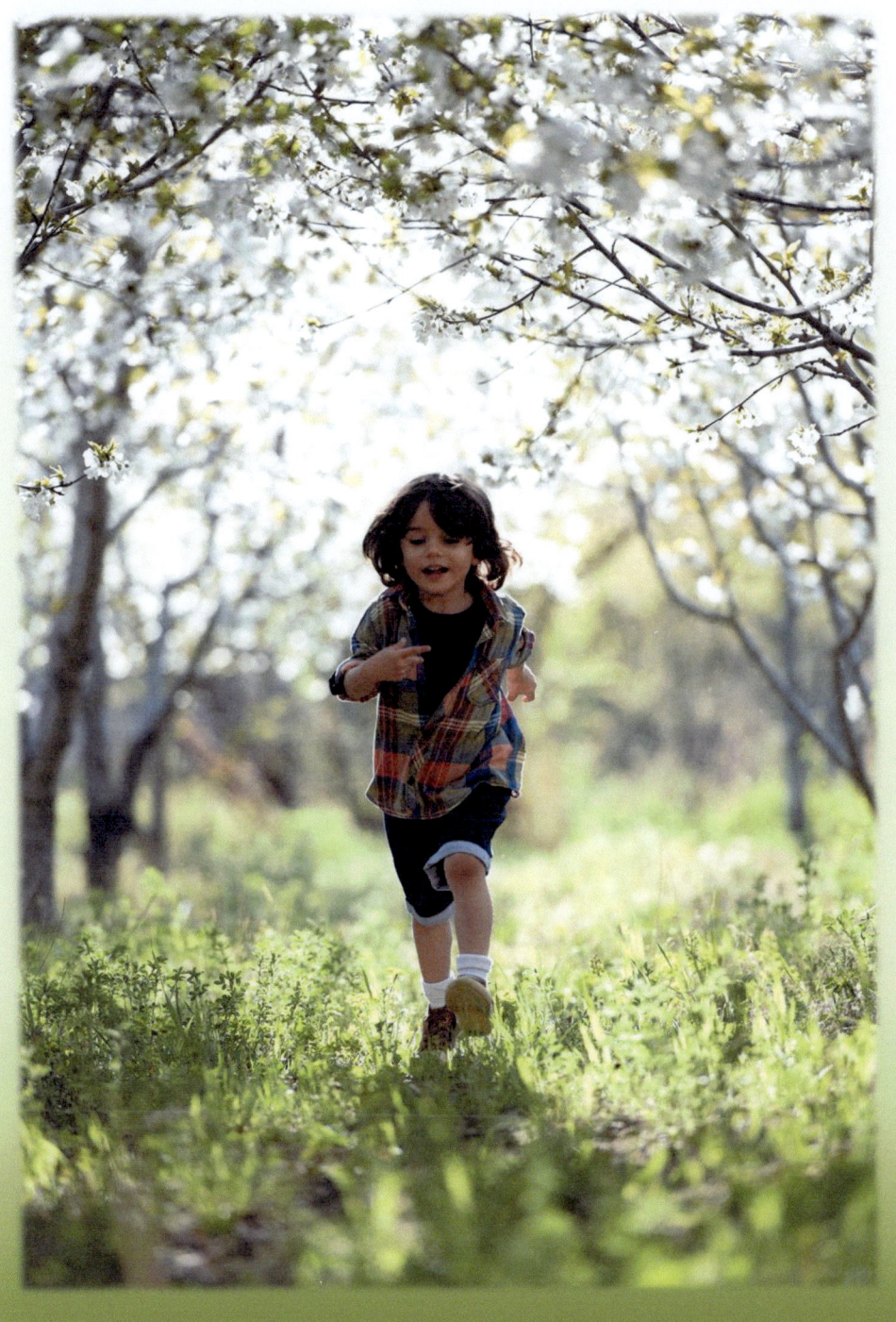

Ein paar Schritte mehr am Tag

Für deine Gesundheit, beim Gewichtsmanagement, bei der Stärkung des Immunsystems oder auch beim Abnehmen hilft dir körperliche Aktivität.

Ich weiß, wovon ich spreche. Ich trainiere bereits seit über drei Jahrzehnten regelmäßig. Allerdings war das nicht immer so. Ich habe Sport und Bewegung früher nur nicht nicht gemocht, sondern eher gehasst. Ich war ein absoluter Sportmuffel. Bis mich eines Tages eine gute Freundin gebeten hat, mit ihr gemeinsam einen Termin zu einem Probetraining in einem Fitnessstudio wahrzunehmen, da sie nicht allein hingehen wollte. Und was macht man natürlich als Freundin? Na klar, man geht selbstverständlich mit. Die ersten Minuten waren schrecklich. Ich habe keine 5 Minuten auf einem Fahrradergometer durchgehalten. Ich dachte, ich benötige ein Sauerstoffzelt. Danach sollte ich 10 Bauchaufzüge machen. Zum damaligen Zeitpunkt – 1989 – gab es nur diese schrägen Bauchbretter und nicht wie heute, so nette Teile, in denen man sich bequem auf den Boden und den Kopf auf ein angenehmes Kissen legen kann. Ich dachte damals während der Bauchübung, gleich sehe ich mein Abendessen wieder, so schlecht war mir. Auch der danach tagelang anhaltende Muskelkater war für mich heftig. Ich habe mich davon allerdings nicht abschrecken lassen und habe das Training immer und immer wieder durchgezogen. Und eins habe ich tatsächlich verstanden: meinem Körper tat es sehr gut – und das bis heute.

Hier ein wichtiger Tipp von mir: Suche dir den Sport für dich heraus, der zu dir passt. Bewegung soll Spaß machen und dies auf Dauer. Kurzfristige Intermezzi sind meist sinnlos und bringen nicht den erwünschten Erfolg.

Es ist auch wichtig und unverzichtbar, die sportliche Betätigung in deinen Alltag zu integrieren. deine Familie und Freunde, deine Arbeit, deine Hobbies uvm. sollen hier nicht zurückstecken. Dies ist ganz wichtig. Du sollst auch nicht gleich zum Leistungssportler werden und alles übertreiben.

Du kannst damit beginnen, öfter die Treppe statt dem Aufzug zu nehmen. Öfter Erledigungen zu Fuß oder mit dem Rad zu machen. Plane nach dem Mittagessen einen Spaziergang an der frischen Luft ein.

Solltest du lieber zu Hause Sport machen (wollen), kommt hier ein Tipp von mir: Beginne mit 4 Übungen und das 2 bis 3 Mal pro Woche. Die beste Zeit zum Training ist tatsächlich morgens nach dem

Aufstehen und vor dem Frühstück. Dies kann allerdings nicht jeder. Einfach ausprobieren, wann die beste Zeit für deine sportliche Aktivität für dich ist.

Hier kommen 4 Übungen für ein Ganzkörpertraining: Kniebeugen, Rudern, Liegestütze und Unterarmstütz. Beginne mit je 30 Sekunden pro Übung. Mache 10 Sekunden Pause zwischen den Übungen. Du kannst dann die Übungsdauer auf 40-45 Sekunden verlängern, sogar bis zu 60 Sekunden. Passe die Pausenzeit dementsprechend an.

Es gibt viele Fitness-Apps, die auch mehr Lust auf Sport und Bewegung machen. Sogar Yoga ist möglich.

Kennst du die Vorteile, die es durch Sport und Bewegung gibt? Der Körper schüttet bei sportlicher Aktivität Hormone aus, sogenannte Endorphine. Diese sorgen für ein Hochgefühl und dadurch für eine psychische Balance und Ausgeglichenheit.

Die Bewegung steigert unter anderem das Adrenalin im Körper. Adrenalin besitzt sehr viele Funktionen in unserem Körper. Eine davon ist die Minderung einer Überproduktion von Histamin. Wichtig ist dies bei der Verhinderung von allergischen Reaktionen oder zum Beispiel auch bei Asthma.

Spaziergänge oder auch leichter Sport aktivieren bestimmte Enzyme, die für eine Fettverbrennung zuständig sind. Durch diese körperliche Aktivität kannst du diese Enzyme aktiv halten. Ebenfalls wird hierdurch ein Abbau vorhandener Cholesterinablagerungen in den Arterien angeregt und somit Herz-Kreislauf-Erkrankungen vorgebeugt.

Körperliche Aktivität steigert sogar die Produktion aller Hormone in unserem Körper. Alle Hormone hier aufzuzählen, sprengt allerdings den Rahmen. Ein Beispiel: das männliche Sexualhormon Testosteron wird gesteigert. Dies sorgt für eine gesteigerte Libido und eine erhöhte Leistungsfähigkeit des Körpers allgemein.

Bewegung hilft bei Osteoporose. Durch die körperliche Aktivität werden die Knochen und Bänder gestärkt. Die Knochen können zum Beispiel durch Vibrationstraining dazu angeregt werden, wieder Knochenmasse aufzubauen. Unser Körper ist einfach faszinierend.

Die Beinmuskulatur wird bei jeglichem Sport gestärkt. Die Beinmuskeln sind bekannt als das „zweite Herz". Die Venen in den Beinen entlasten nämlich das Herz bei der Pumpleistung.

Sport beugt Bluthochdruck vor. Das Gefäßsystem im Muskelgewebe wird erweitert und die Kapillargefäße geöffnet. Als weiterer Nebeneffekt bleiben die Gefäße länger fit und erhalten, da weniger Druck auf die Gefäße ausgeübt wird und niedrigerer Widerstand in den Gefäßen entsteht. Ebenfalls ist hier eine weitere positive Wirkung auf den Blutzuckerspiegel zu erwarten. Der Blutzuckerspiegel wird geringer und der Bedarf an Insulin bei Diabetikern kann sogar reduziert werden.

Durch regelmäßigen Sport verhinderst du einen Muskelabbau. Im Alter kommt der Abbau der Muskeln unweigerlich. Durch Diäten wird zwangsläufig ebenfalls Muskulatur abgebaut. In den Muskeln wird allerdings das Körperfett verbrannt und Muskulatur erleichtert dein Leben auf vielfältige Weise.

Im Zusammenhang mit einem Muskelabbau stehen in der Folge ein zu niedriger Zink- und Vitamin-B6-Spiegel im Körper. Wird dieser Mangel nicht erkannt und ausgeglichen, kommt es zu entsprechenden Mangelsymptomen wie geistige Störungen und neurologische Komplikationen.

Da beim Sport schnell Energie vom Körper zur Verfügung gestellt werden muss, wird die Leber dazu gezwungen, gespeicherte Fettreserven und Blutfette anzuzapfen und diese dann in Zucker umzuwandeln. Dieser Vorgang sorgt auf Dauer für eine schlanke und gesunde Taille.

In den Muskeln wird bei Bewegung mehr Wasser gespeichert. Dadurch wird eine zu starke Konzentration des Blutes verhindert. Das Blut fließt besser und erreicht so leichter die einzelnen Organe.

Der Metabolismus bzw. der Stoffwechsel im Körper sowie alle Körperfunktionen werden durch Bewegung und Sport gesteigert. Alle Körpervorgänge werden beschleunigt.

Hättest du das gewusst? Überzeugen dich diese Vorteile ein klein wenig Bewegung täglich in deinen Alltag einzubauen? Oder hast du bereits herausgefunden, welcher Sport dir Spaß macht bzw. Freude bereiten könnte? Wann wirst du damit starten? Oder bist du schon dabei?

Der erste Schritt, einfach mal anzufangen, ist der wichtigste – allerdings meist auch der schwerste.

Lass dich nicht durch die vielen Ausreden abhalten. Denke immer daran, wie wichtig Bewegung für dich und deinen Körper ist.

Auch ist nicht jeder Tag gleich gut oder gleich schlecht. Es gibt immer mal wieder einen Tag, da läuft es nicht so, wie du es gerne hättest. Und dann gibt es wieder Tage, da fühlst du dich als könntest du Bäume ausreißen. Da spielen viele Faktoren eine Rolle: Hast du gut geschlafen? Hast du ausreichend geschlafen? Bist du erholt und fit aufgewacht? Bist du gestresst (worden)? Hast du dich geärgert? Hattest du Spaß und hast viel gelacht? Oder war es eher anstrengend? uvm.

Wichtig ist: nicht aufgeben, dranbleiben und es immer wieder tun. Aufgeben ist für deine Gesundheit keine Option.

Bleib immer in Bewegung!
Bleib gesund!"

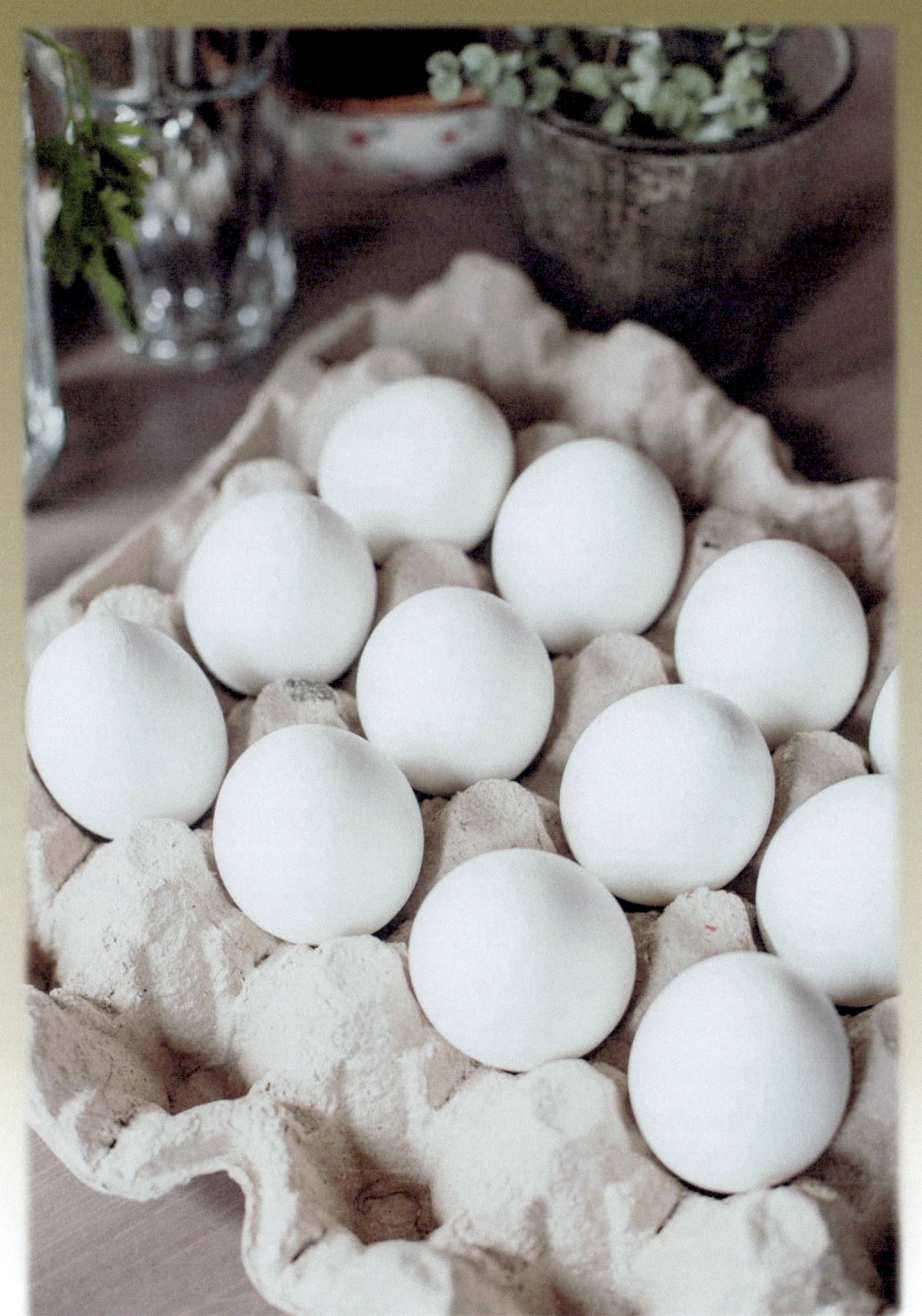

Esse mehr Eiweiß

Eiweiß wird meist mit Eiern, Milchprodukten und Fleisch in Verbindung gebracht. Hinter diesem wichtigen Nährstoff steckt allerdings so viel mehr. Dies möchten wir uns jetzt einmal gemeinsam näher anschauen.

Eiweiß heißt auch Protein. Das Wort Protein wurde 1838 durch Jöns Jakob Berzelius von dem griechischen Wort „proteuo" abgeleitet. „Proteuo" bedeutet so viel, wie „ich nehme den ersten Platz ein", von „proto" = „Erstes", „Wichtigstes". Dies soll die Bedeutung der Proteine für das Leben unterstreichen. Eiweiß ist also ein Lebensbaustein. War dir das bereits schon bekannt?

Proteine bestehen aus 20 verschiedenen Aminosäuren. Die Aminosäuren werden bei der Herstellung von Proteinen im Körper wie an einer Kette aneinandergebunden. Die Aminosäuren sind die Grundbausteine der Eiweiße, also der Proteine, in deinem Körper. Manche Aminosäuren kann dein Körper sogar selbst herstellen. Andere Aminosäuren, die sogenannten essenziellen Aminosäuren, musst du über die Nahrung aufnehmen. Fehlt nur eine der essenziellen Aminosäuren kann dein Körper keinen korrekten Eiweißstoffwechsel durchführen.

Proteine haben in deinem Körper sehr wichtige Aufgaben und spielen in deiner Gesundheit eine wichtige Rolle: Die Proteine sind für deine Haut, die Haare, die Nägel, deine Muskulatur, dein Immun-, Enzym- und Hormonsystem wichtig. Proteine sind im Blut zu finden und geben den Körpergeweben ihre Struktur. Ein gesunder und schlanker Erwachsener besteht zu circa 14 bis 18 Prozent aus Proteinen. Hättest du das gedacht?

Da die Proteine sogar die Hauptbestandteile deiner meisten Zellstrukturen sind, solltest du immer darauf achten, ausreichend Proteine mit der Nahrung zu dir zu nehmen. Besonders wichtig wird dies nochmals in besonders herausfordernden Situationen, wie zum Beispiel während einer Schwangerschaft, des Wachstums, bei Verletzungen, Krankheiten, zur Stärkung des Immunsystems uvm.

8 der insgesamt 20 Aminosäuren gelten als essenzielle Aminosäuren. Diese Aminosäuren können von deinem Körper gar nicht oder nicht in ausreichender Menge hergestellt werden. Hier ist es notwendig, dass du diese Aminosäuren täglich durch dein

Essen aufnimmst und deinem Körper zur Verfügung stellst.

Das wichtige dabei ist: ein vollständiges Protein enthält alle essenziellen Aminosäuren in tatsächlich ausreichender Menge. Diese kommen zum Beispiel in Rindfleisch, Fisch, Geflügel und Eiern vor. Die unvollständigen Proteine enthalten leider nicht alle essenziellen Aminosäuren. Und diese sind zum Beispiel im grünen Blattgemüse, in Hülsenfrüchten und im Getreide enthalten. Diese Information ist nochmals besonders wichtig für Vegetarier und Veganer.

Kennst du den Begriff „Biologische Wertigkeit" (BW)? Dies ist im Zusammenhang mit Eiweiß ein Wert, der dich erkennen lässt, ob das jeweilige Protein wertvoll für deinen Körper ist. Die biologische Wertigkeit gibt an, wie gut das aufgenommene Nahrungseiweiß in körpereigenes Eiweiß umgewandelt werden kann.

Als Referenzwert dient hier das Vollei, dessen biologische Wertigkeit als 100 definiert ist. Ein Nahrungsmittel mit einem Wert unter 100, hat demnach eine schlechtere Verwertung als ein Hühnerei. Hier ein paar Beispiele dazu: Thunfisch 92, Rindfleisch 84, Magerquark 81, Hafer 60.

Durch die Kombination verschiedener Nahrungsmittel kann eine höhere biologische Wertigkeit als 100 erzielt werden. Die bekannteste Kombination ist Bratkartoffeln (Kartoffeln 66 %) und Spiegelei (Vollei 34 %) mit einer biologischen Wertigkeit von 136. Die biologische Wertigkeit ist wohl die bekannteste Methode zur Abschätzung der Qualität von Proteinen in Lebensmitteln.

Dein Körper ist so absolut genial und alle Funktionen sind aufeinander abgestimmt. Sind nämlich in einer Zelle alle essenziellen und nichtessenziellen Aminosäuren in ausreichender Menge vorhanden, kann die Zelle sehr rasch Proteine herstellen. Und hier noch eine Zusatzinfo: Sogar der Bauplan für die Produktion der Proteine ist im Erbgut deiner Zelle (DNA) gespeichert.

Die Frage ist jetzt nur: Gibst du deinem Körper die lebensnotwendigen Aminosäuren jeden Tag? Und wieviel solltest du täglich davon mit der Nahrung zu dir nehmen?

Die empfohlene Menge der täglichen Eiweißaufnahme sind 1 bis 1,2 Gramm Eiweiß pro Kilogramm Körpergewicht. Dies kannst du dir also ganz einfach selbst ausrechnen. Wir rechnen das mit einem Beispiel einmal zusammen durch. Eine 70kg schwere Frau benötigt somit jeden Tag 70 Gramm Eiweiß.

Hier ist darauf zu achten, dass auch alle essenziellen Aminosäuren mit der Nahrung dabei sind und dem Körper zugeführt werden.

Bei Sport ist der Bedarf an Eiweiß höher. Dies solltest du immer bedenken und die Menge der ausgeübten Sportart anpassen. Bei der sportlichen Betätigung gibt es sogar weitere Empfehlungen, die den Zeitpunkt der Eiweißaufnahme betrifft.

Vor dem Sport sollte eine gewisse Menge an Eiweiß zugeführt werden, um den Körper bei der darauffolgenden Belastung zu unterstützen.

Auch nach einer sportlichen Aktivität ist Eiweiß für den Körper notwendig. Dies kann auch in Form eines Shakes, einer Mahlzeit etc. dem Körper umgehend zugeführt werden, um die beschädigten Eiweißstrukturen in der Muskulatur und den weiteren Zellen wiederaufzubauen und ggfs. verbessern zu können.

Eiweiß ist auch bei der Gewichtsabnahme sehr vorteilhaft. Eiweiß erhöht den Stoffwechsel. Dadurch wird der Kalorienverbrauch erhöht und das Abnehmen hervorragend erleichtert und unterstützt. So kann durch eine optimale Eiweißversorgung des Körpers das Gewichtsmanagement beeinflusst werden.

Ein weiterer Tipp von mir: Die letzte Mahlzeit vor dem Schlafengehen sollte eiweißreich sein. Nachts passieren sehr viele Reparatur- und Aufbauprozesse im Körper. Dafür benötigt der Körper allerdings die Grundbausteine, also Proteine. Diese solltest du ihm auch zur Verfügung stellen. Dein Körper und auch du werden davon profitieren.

„Eiweiß = Proteine = Aminosäuren = Wichtig"

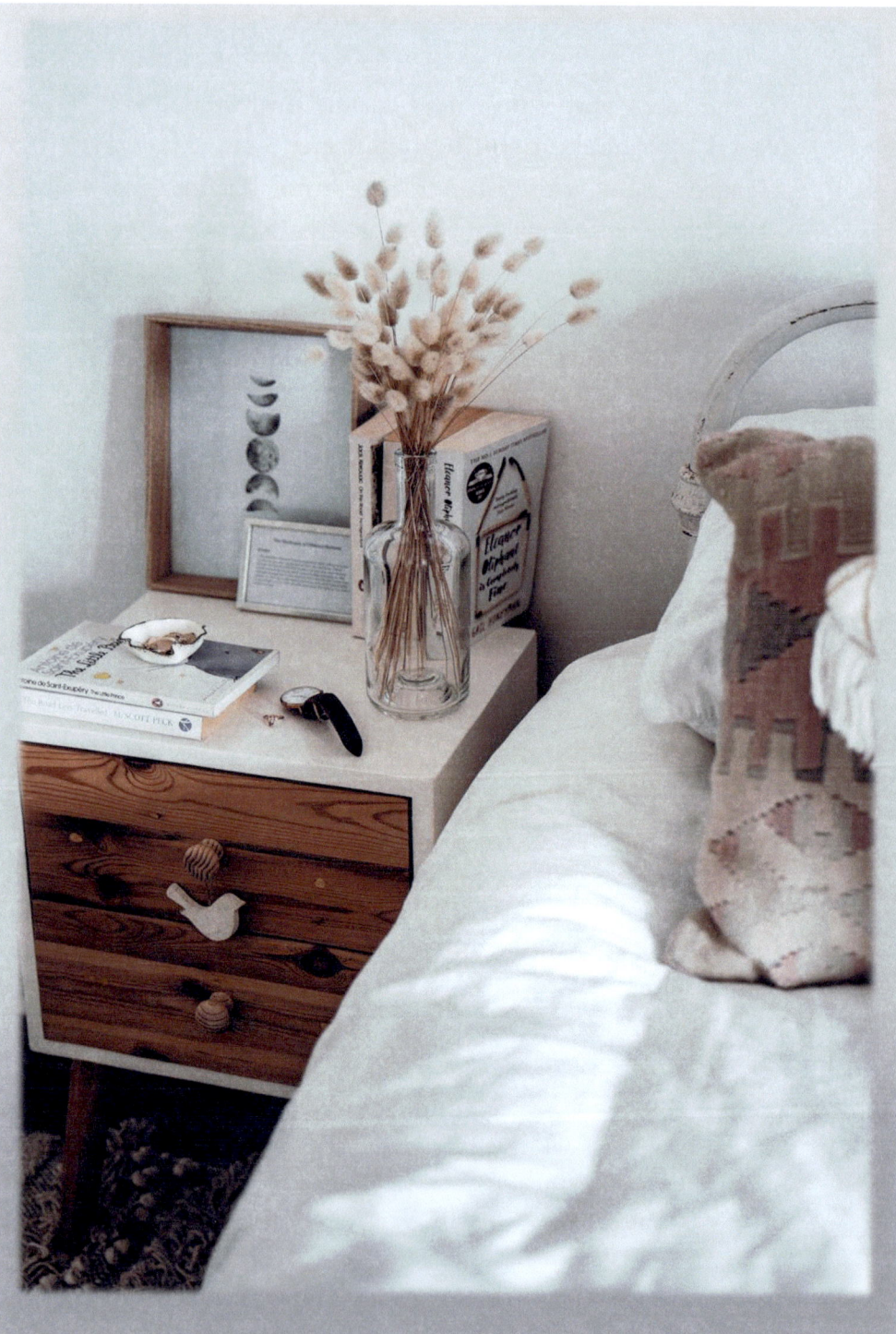

Schlafe gesund

Kennst du jemanden, der einfach überall und zu jeder Uhrzeit schlafen kann? Kennst du jemanden, der sich nachmittags hinlegen kann und sich nach einem kurzen Powernapping wieder fit und ausgeruht fühlt? Und kennst du jemanden, der nicht gut einschlafen, nicht durchschlafen kann, geschweige denn fit und erholt aufwacht?

Die Frage ist jetzt: Wie wichtig ist ein erholsamer Schlaf für mich? Welche Rolle spielt der Schlaf in Bezug auf das eigene Gewichtsmanagement? Was passiert während des Schlafens? Was macht das mit meinem Körper, wenn ich Schlafmangel habe?

Übrigens: Schlafprobleme können unter anderem innere Unruhe, Sodbrennen, Migräne und Heißhungerattacken auslösen.

Warum benötige ich also meinen guten Schlaf? Wenn du schläfst geschehen viele Dinge in deinem Körper. Es bestehen Zusammenhänge zwischen Schlaf und körperlicher sowie geistiger Vitalität und Leistungsfähigkeit.

Was ich meinen Kunden immer wieder bei meiner täglichen Arbeit erkläre: der Schlaf ist für das Gewichtsmanagement entscheidend. Muskelaufbau und Fettverbrennung passieren also unter anderem im Schlafzimmer. Während du schläfst, passiert nämlich folgendes: unser Hungerhormon, das Ghrelin sinkt, und unser Sättigungshormon, das Leptin steigt an. Im Umkehrschluss ist es ganz einfach. Bei zu wenig oder auch schlechtem Schlaf, verändert sich dieser Vorgang. Das Sättigungshormon sinkt und das Hungerhormon steigt an. Bei Schlafmangel sind also extremer Hunger, bis sogar Heißhungerattacken – obwohl ausreichend gegessen wurde – möglich.

Bleiben wir vorerst bei den Hormonen. Es gibt noch ein weiteres wichtiges Hormon, das im Schlaf aktiviert wird und für unseren Muskelaufbau sowie für die Fettverbrennung zuständig ist: das sogenannte Fitnesshormon, auch HGH (Human Growth Hormon), also Wachstumshormon genannt. Dieses Hormon reguliert Muskulatur und Körperfett. Werden die verschiedenen Schlafphasen bis zur Ausschüttung dieses Hormons nicht durchlaufen, ist es für den Körper nicht möglich, dieses Hormon auszuschütten und deine Muskeln nehmen ab, und das Fett nimmt (leider) zu.

Hast du schon einmal vom Hormon Melatonin gehört? Melatonin ist dein Schlafhormon. Es reguliert deinen Schlaf-Wach-Rhythmus. Melatonin reduziert Zellschäden, schützt die DNA und verzögert den Alterungsprozess. Vielleicht heißt es deswegen auch „Schönheitsschlaf"? Produziert dein Körper zu wenig davon, kommt es zum Beispiel unter anderem zu schlechter Schlafqualität und erhöhten Entzündungswerten im Körper.

Kennst du dein Stresshormon? Cortisol. Cortisol ist am Vormittag aktiv. Der Cortisolspiegel sinkt abends ab. Durch zum Beispiel Stress, übermäßigen Sport abends, zu spätes Essen steigt der Cortisolspiegel wieder an. Cortisol verhindert die Melatoninproduktion. du hast gerade erfahren, wie wichtig Melatonin für deinen Körper ist.

Kommen wir zu deiner Muskulatur. Muskulatur ist wichtig für deinen Körper. Muskulatur stützt dich – neben Knochen, Gelenken, Knorpel, Sehnen und Bändern – und gibt dir die Möglichkeit, dich zu bewegen, Kraft zu haben und vieles mehr. Aber was hat das nun mit dem Schlaf zu tun? Muskulatur muss gefordert werden, also trainiert werden, um erhalten oder sogar aufgebaut werden zu können. Für den Aufbau benötigt die Muskulatur drei wichtige Faktoren: das Training, die richtige Ernährung und Erholung, also guten Schlaf. Im Schlaf kann sich deine Muskulatur regenerieren und aufbauen.

Kennst du jemanden der Rückenschmerzen hat? Hast du evtl. selbst Rückenschmerzen bzw. Rückenprobleme? Rückenschmerzen können die unterschiedlichsten Ursachen haben. Ich möchte dir hier drei vorstellen. Es kann evtl. an deinem Bett liegen. Dein Kissen oder auch deine Matratze können der Grund hierfür sein.

Dir ist sicherlich bekannt was Sodbrennen ist. Kennst du eine Refluxerkrankung? Hier schließt der Muskel am Mageneingang nicht korrekt und nachts während dem Liegen kann hier Magensäure über die Speiseröhre aufsteigen. Bei dem ein oder anderen wird Sodbrennen auch durch diverse Lebensmittel verursacht. Bei diesem Krankheitsbild wird empfohlen, mit etwas erhöhtem Oberkörper zu schlafen, so dass ein Rückfluss verhindert werden kann. Es wäre sehr vorteilhaft, ein Bett mit geeigneter Einstellung zu haben, um trotzdem einen erholsamen Schlaf zu gewährleisten.

Zum Thema „Bett" muss ich allerdings passen. Hierzu kann dir sicherlich ein guter Händler oder Schreiner vor Ort viel bessere Auskunft geben als ich.

Ich kann dir zum Thema Rücken noch die Information geben, dass sich deine Bandscheiben in der Nacht während du schläfst und liegst erholen. Diese werden genährt, können sich wieder füllen und sind am nächsten Tag wieder bereit, den Belastungen des Alltags standzuhalten.

Du weißt doch bestimmt, dass du morgens etwas größer bist als abends? Das kommt davon, dass die Bandscheiben über den Tag Flüssigkeit verlieren.

Apropos Flüssigkeit. Im Kapitel „Trinke optimal und ausreichend" hast du bereits eine Menge an Informationen zum Thema Trinken bekommen. Rückenprobleme können unter anderem mit der Ernährung und auch mit zu wenig Trinken zusammenhängen.

Kennst du jemanden, der an Hypertonie, also Bluthochdruck leidet? Dann kannst du ihm ab sofort einen Tipp geben: Schau, dass du gute Erholungszeiten einplanst und einen guten und erholsamen Schlaf hast. Wiederum wirst du dich fragen, warum das denn jetzt? Eine gute Entspannung kann dazu beitragen, dass sich auch die Wände der Blutgefäße entspannen. Dies führt zu einer besseren Fließeigenschaft in den Gefäßen und kann regulierend auf den Blutdruck wirken. Eigentlich also ganz einfach.

Weißt du zufällig, was deine Organe während dem Schlafen machen? Deine Organe verdauen, entgiften, regenerieren, bauen auf und teilweise ab. Unter anderem arbeitet dein Körper während des Schlafs daran, Toxine, also Gifte und Ablagerungen, aus deinem Körper und deinem Gehirn zu spülen. Sogar deine Abwehrzellen werden nachts im Schlaf aktiviert, um Erreger und infizierte Zellen zu beseitigen. Es passiert so viel während des Schlafs. Hättest du das gedacht? du solltest deinem Körper also guten und angenehmen Schlaf geben, sodass dieser alle lebensnotwendigen körpereigenen Prozesse durchführen kann.

Was kannst du selbst für einen gesunden und erholsamen Schlaf noch tun? Achte darauf, dass du ausreichend Schlaf hast. Die Empfehlung lautet 7 bis 8 Stunden seien optimal. Allerdings gibt es Menschen, die auch mit etwas weniger klarkommen und andere benötigen sogar mehr als 8 Stunden Schlaf. Hier ist es vorteilhaft, auf seinen eigenen Körper zu hören und mal in sich rein zu fühlen. Wie fühle ich mich? Was tatsächlich besonders empfehlenswert ist, vor Mitternacht ins Bett zu gehen. Hier wird allgemein empfohlen, in der Zeit zwischen 22 und 23 Uhr schlafen zu gehen. Schaffe dir eine Routine vor dem Schlafengehen, sodass du nicht unnötig viel überlegen musst. Das Schlafzimmer sollte nicht zu hell, das Bett auf den Körper individuell abgestimmt, die Liegeposition optimal eingestellt sein, auch Bettdecke und Kopfkissen sind wichtig. Vielen Menschen machen auch Fernseher, Laptop oder Handy am Bett Probleme beim Schlafen. Versuche, diese Geräte nicht in diesem Zimmer unterzubringen. Was ebenfalls zu einem guten Schlaf beitragen kann, sind Mineralstoffe und Vitamine. Empfohlene Mineralstoffe sind zum Beispiel: Eisen, Magnesium, Calcium, Kalium und bei den Vitaminen sind hier die B-Vitamine sowie Vitamin D mit K besonders zu erwähnen. Ein Mangel an Eisen oder auch an Magnesium sind häufige Ursachen für Schlafstörungen.

Einen Tipp habe ich noch: Solltest du trotz allem doch einmal wach liegen und nicht schlafen können – länger als 30 Minuten – dann empfehle ich dir folgendes: steh auf und tue etwas. Lese zum Beispiel ein Buch. Mache etwas im Haushalt oder ähnliches. Wichtig ist, dass du das Bett und das Schlafzimmer verlässt. Ansonsten verknüpft dein Gehirn den Schlafplatz mit Wachsein und das ist überhaupt nicht wünschenswert.

**„Jetzt wünsche ich dir immer
einen guten und erholsamen Schlaf."**

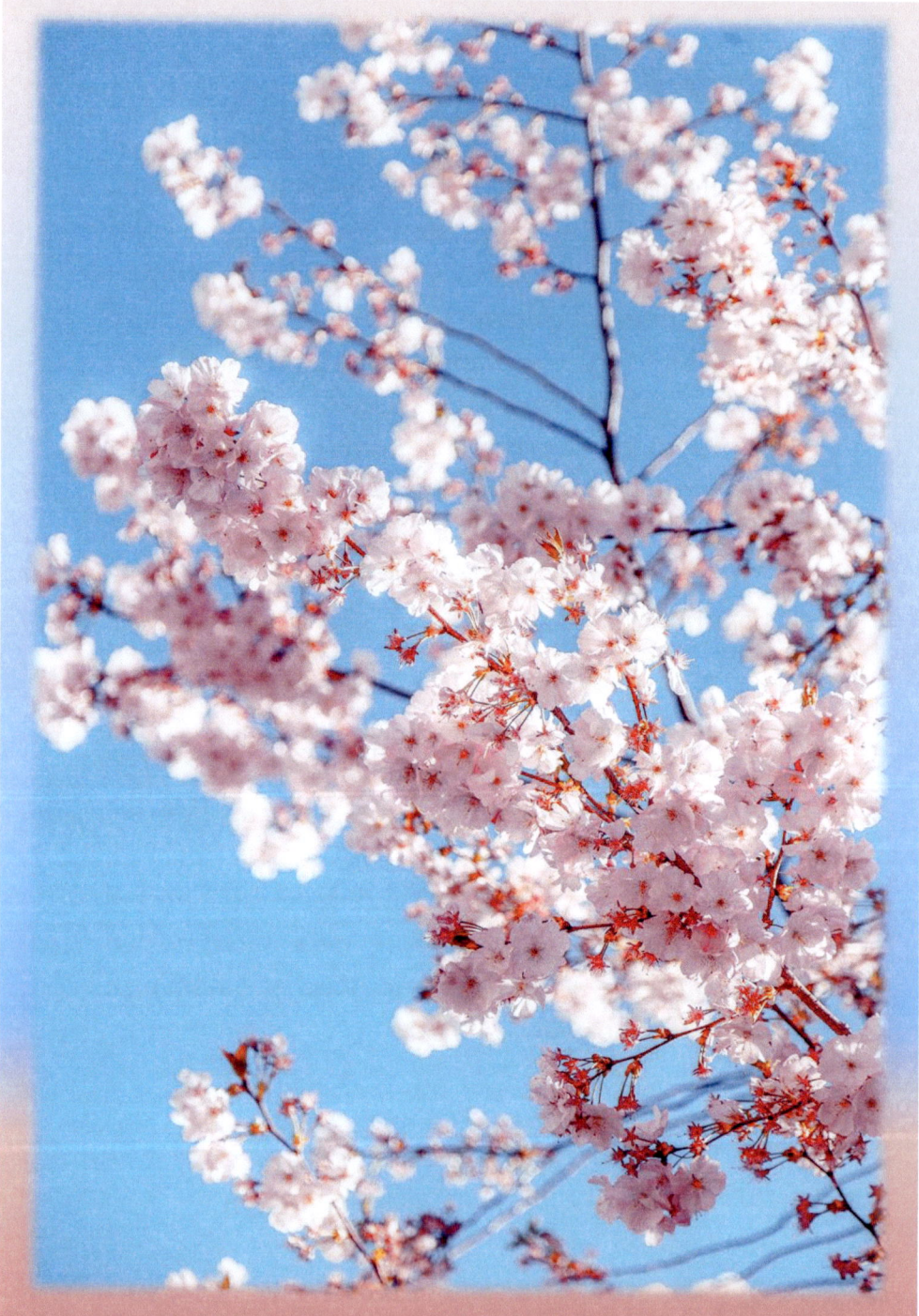

Esse bewusst und nachhaltig

Eine Frage an Dich: War dein Teller schon einmal plötzlich leer, ohne dass dir bewusst war, dass du etwas gegessen hast?

Dann geht es dir wie vielen Menschen. Hast du dir erst einmal bestimmte Gewohnheiten zugelegt, bekommen diese ein Eigenleben.

Diese Gewohnheiten haben teilweise so ihre Vorteile. Einerseits halten uns Gewohnheiten den Rücken frei für wichtigere und spannende Dinge. Andererseits bringen diese Gewohnheiten auch Nachteile mit sich. Gewohnheiten verhindern sehr viel Genuss, das wohltuende Gefühl der Zufriedenheit und des Bewusstseins.

Auch dein Essen kannst du bewusst(er) essen. Dies bedeutet, du machst dir über deine täglichen Mahlzeiten Gedanken. Dies geht schon vor dem Einkaufen von Lebensmitteln los. Du beginnst damit, dir zu überlegen, was dein Körper an Nährstoffen benötigt. Denn nur, wenn dein Körper optimal mit allem versorgt ist, kann er richtig arbeiten und alle lebensnotwendigen Vorgänge im Körper erledigen. Du machst dir also im Vorfeld bewusst, was du brauchst. Dies ist die Nachhaltigkeit beim Essen. Wieviel Personen kennst Du, die nachhaltig essen und wissen, mit welchen Nahrungsmitteln sie sich etwas Gutes für Ihre Gesundheit tun?

Beim Zubereiten der Mahlzeit sowie beim eigentlichen Essen wird das bewusste Essen fortgesetzt. Wann esse ich? Warum esse ich? Wie koche ich? Wie esse ich? Auch das alles gehört zum bewussten Essen dazu.

Oft wird etwas zum Essen einfach nur so nebenbei gekauft und gegessen. Viele essen am Schreibtisch, während der Arbeit, beim Autofahren oder Fernseh schauen. Sie achten nicht auf das was sie essen, geschweige auf das Essen selbst. Wird das Essen reingeschaufelt und schnell hinuntergeschluckt? Wurde überhaupt richtig gekaut? Besteht gerade Hunger oder wird nur gegessen, weil es Zeit ist bzw. gerade etwas zum Essen da ist?

Zum bewussten Essen gehört dazu: sich zum Essen Zeit nehmen, sich hinsetzen, gut kauen, sich auf das Essen konzentrieren und es genießen.

Warum sollst du gut kauen? Langsam essen und gut kauen ist sehr empfehlenswert. Du kennst sicher den Spruch: „Gut gekaut ist halb verdaut." In jedem Spruch steckt immer ein kleiner Funken Wahrheit.

Dir ist sicherlich bekannt, dass langsam essen und gut kauen eigentlich gesund und vorteilhaft sind. Allerdings ist die Frage: Hälst du dich immer daran? Die Nahrung wird durch gutes Kauen zerkleinert. Die Verdauungsenzyme in unserem Körper haben dadurch eine viel bessere Möglichkeit, ihre Arbeit viel effektiver zu erledigen. Die optimale Aufspaltung unserer Nahrung hat mehrere Vorteile für unseren Körper: es kann die Verstoffwechselung erleichtern sowie den Magen und den Darm entlasten. Auch kann es Verdauungsproblemen, Sodbrennen, Blähungen und Verstopfung vorbeugen.

Wie oft nun ein Nahrungsmittel gekaut werden soll, kann ich dir gar nicht so genau sagen. Die allgemein gültigen Informationen hierzu finde ich etwas überholt. Jedes Nahrungsmittel hat eine andere Konsistenz und deshalb gibt es hierfür, finde ich, keine optimale Anzahl an Bissen. Ein einfacher Tipp hierzu: Kaue solange, bis die Konsistenz des Nahrungsmittels „flüssig" ist. Dies ist ein gut umsetzbarer Anhaltspunkt für Dich.

Kauen hat noch einen weiteren Vorteil: Das Kauen regt über die Gesichtsmuskulatur die Durchblutung des gesamten Kopfes an. Hiervon profitiert sogar dein Gehirn. Hättest du das gewusst? Durch Kauen kannst du also dein Denkvermögen und die

Merkfähigkeit nicht nur anregen, sondern sogar steigern.

Vielleicht hilft dir dieser Tipp auch: bitte denke an deine nächste Mahlzeit. Wenn Du bereits weißt, was dich erwartet, wird es einfacher. Du kannst dich direkt schon darauf freuen, was es zu essen geben wird.

Tue das bitte nicht: an das denken, was du gerne hättest und auf was du verzichten oder weniger essen sollst.

Da geschieht das gleiche, wie mit dem rosaroten Elefanten. Unser Gehirn kennt das Wort „nicht" nicht. Dieses Wort wird nicht wahrgenommen. Versuche es mit dem gängigen Satz: „Denke nicht an den rosaroten Elefanten". Und? Jetzt hast du den rosaroten Elefanten im Kopf. Konzentriere dich auf das, was du als nächstes essen darfst.

„Wir leben nicht, um zu essen,
sondern wir essen, um zu leben."

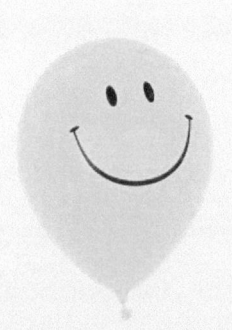

Lache viel und sei glücklich

Ist Lachen wirklich gesund und eine gute Medizin?

Lachen ist Medizin – und auch noch kostenlos sowie frei von Nebenwirkungen. Je länger und je öfter du lachst, desto besser sind die Effekte, die dadurch ausgelöst werden.

Lachen hat positive Auswirkungen auf die körperliche und psychische Gesundheit. Wer kann allerdings immer lachen? Es gibt auch Zeiten, an denen lachen sehr schwerfällt oder einfach nicht möglich ist. Diese Zeiten kennt jeder und auch dies gehört dazu.

Durch Witze, lustige Geschichten bzw. Bücher oder Spielfilme kannst du dich selbst zum Lachen bringen. Gemeinsam mit der Familie und Freunden kannst Du bestimmt gut lachen. Es gibt Menschen, die die meiste Zeit einfach fröhlich und gut gelaunt sind.

Und was passiert jetzt eigentlich, wenn ich lache? Wie wirkt sich das auf meinen Körper aus? Warum ist lachen so gesund?

Beim Lachen sind über 100 Muskeln beteiligt. Dies betrifft deine Gesichtsmuskulatur bis hin zur Atemmuskulatur. Bei richtigem vollem Lachen ist der gesamte Körper in Bewegung und dabei wird tiefer als sonst geatmet. Diese verbesserte Atmung wirkt sich im ganzen Körper aus. Die Körperzellen werden dadurch mit mehr Sauerstoff versorgt, die Bronchien gut durchlüftet, diverse Verbrennungsvorgänge gefördert, Muskeln wieder entspannt sowie Herz und Kreislauf angeregt.

Ein weiterer positiver Effekt des Lachens soll die Unterstützung von Heilungsprozessen sein. Ein wichtiger Aspekt hierbei ist, dass das Gehirn beim Lachen die Produktion der Stresshormone bremst. Dies ist bei der Ernährung sehr vorteilhaft und hilft beim Abnehmen.

Die Stresshormone Adrenalin und Cortisol erhöhen nämlich deinen Blutzuckerspiegel. Dies hat negative Auswirkungen beim Versuch abzunehmen. Ein konstanter Blutzuckerspiegel trägt zu einer gesunden Ernährung und auch einem guten Gewichtsmanagement bei. Auch ist dir bereits aus dem Kapitel zum gesunden Schlaf bekannt, was die Stresshormone in Bezug auf den Körper beim Schlafen alles durcheinanderbringen. Je weniger du also von diesen Stresshormonen hast, desto besser.

Fazit: Lachen ist gesund. Lachen reduziert Stress. Lächeln verbreitet Glück. Lachen macht das Leben und dein Gewicht leichter.

„Was der Sonnenschein für die Blumen ist, dass sind lachende Gesichter für die Menschen."
Joseph Addison

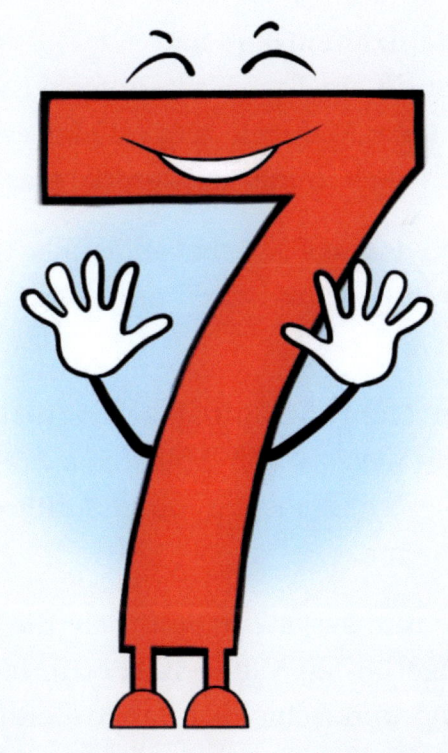

7 weitere Zusatz-Tipps

Deine Mahlzeitenfrequenz

Wie oft isst du am Tag? Hast du feste Essenszeiten? Lässt du eine Mahlzeit weg? Oder isst du zwischendurch auch immer wieder mal was?

Wie oft du täglich isst, hat ebenfalls Einfluss auf deine Gesundheit und auch auf dein Gewichtsmanagement.

Nach jeder Nahrungsaufnahme werden in deinem Körper eine Vielzahl von Abläufen aktiviert, um die Verdauung der Nahrung durchzuführen und zu gewährleisten.

Dein Verdauungssystem holt sich die Nährstoffe aus der zugeführten Mahlzeit. Hierfür benötigt dein Körper eine unterschiedlich lange Zeitdauer. Beim einen geht es schneller, beim anderen etwas langsamer. Dies wird durch den individuellen Stoffwechsel bestimmt, die Art der Nährstoffe, wie gehaltvoll die Mahlzeit war und die Menge der jeweiligen Enzyme, die zur Zersetzung der Nahrung notwendig ist.

Gleichzeitig soll dein Körper vor Giftstoffen, die du mit der Nahrung aufnimmst, geschützt werden. Diese sollen gefiltert und ausgeschieden werden. So ein Vorgang löst kurzzeitig eine Entzündung in deinem Körper aus. Eine solche Entzündung, die durch die Nahrung entstanden ist, dauert mehrere Stunden an, bis diese wieder abklingt. Durch längere Essenspausen gibst du dem Verdauungs- und dem Immunsystem die Möglichkeit, zwischen den Mahlzeiten zur Ruhe zu kommen. Dies wirkt sich positiv auf deinen gesamten Körper aus.

Eine gute Möglichkeit, dem Körper hier die notwendigen Essenspausen zu geben, kann durch das Intervallfasten erfolgen. 16/8 bedeutet, dass in den 8 Stunden des Tages mit zwei bis drei Mahlzeiten der benötigte Energiegehalt des Tages gegessen wird. In den restlichen 16 Stunden wird keine Nahrung aufgenommen, sondern streng gefastet. Dies kannst du relativ einfach mit einem späten Frühstück oder einem frühen Abendessen umsetzen.

Auch die 5:2-Methode ist eine Variante und kann angewendet werden. An zwei Tagen pro Woche reduzierst du deine Kalorienaufnahme auf ca. 500 bis 600 Kalorien. Dafür darfst du an den anderen Tagen normal essen. Der Vorteil hierbei ist, dass sich zwei Fastentage pro Woche recht problemlos in deinen Alltag integrieren lassen. Ein Tipp von mir:

Wähle in jeder Woche die zwei gleichen Wochentage hierfür aus und plane dies im Vorfeld gut. Es vereinfacht es sehr für Dich.

Durch diese zwei Varianten der Mahlzeitenverteilung gönnst du dem Körper die Verdauungspause, die er braucht, dein Stoffwechsel wird entlastet und die Fettverbrennung wird sogar angekurbelt.

Dir machen die langen Pausen noch Probleme? Du möchtest langsam die Essenspausen steigern? Dann habe ich dir hier noch einen weiteren Tipp.

Beginne zuerst mit dieser Variante: Halte dich an drei Mahlzeiten pro Tag: Frühstück, Mittag- und Abendessen. Plane dir zwischen den Mahlzeiten eine Essenspause von mindestens 4 bis 6 Stunden ein. Beachte hierbei, dass die dritte Mahlzeit vor 19:30/20:00 Uhr gegessen sein sollte.

Solltest du übrigens ein Kaffeetrinker sein, trinke deinen wohlverdienten Kaffee bitte ausschließlich zu oder nach einer Mahlzeit.

„Probiere es aus und finde für Dich den optimalen Essrhythmus."

Heißhunger und Gelüste

Heißhunger und Gelüste auf etwas ganz bestimmtes, verrät so einiges über deinen Körper. Was haben sie zu bedeuten?

Heißhunger auf **Schokolade**: Bei Appetit auf Schokolade kann es sein, dass du in der letzten Zeit auf viel Süßes verzichtet hast und jetzt dein Körper signalisiert, dass er zwischendurch etwas Süßes möchte. Stress oder eine anstrengende Phase kann den Schoki-Hunger auch herbeirufen.

Allerdings kann auch ein Mangel an Magnesium Gelüste auf Schokolade verursachen. Hier wäre zu empfehlen, abends über einen längeren Zeitraum Magnesium als Nahrungsergänzung einzunehmen und zu beobachten, ob sich der Heißhunger in heiße Luft auflöst.

Heißhunger auf **Süßes**: Sollte der Heißhunger auf Süßes über einen längeren Zeitraum anhalten und in Verbindung mit vermehrtem Harndrang sowie einem übermäßigen Durstgefühl auftreten, kann ich dir nur empfehlen, umgehend einen Arzt aufzusuchen. Solltest du diese Symptome bei dir erkennen, lasse dies bitte von deinem Arzt prüfen. Dies kommt oft im Zusammenhang mit Diabetes vor.

Gelüste auf Süßes können weitere Gründe haben.

Frauen haben oft mehr Lust auf Süßes, wenn sie ihre Periode bekommen. Hier kann ein Zusammenhang mit den schwankenden Hormonwerten bestehen.

Beim Verzehr von zu vielen verarbeiteten Kohlenhydraten, wie zum Beispiel Nudeln oder Reis, hast du danach Lust auf Süßes. Warum ist das so? Beim Essen steigt der Blutzucker stark an. Nach kurzer Zeit sinkt der Blutzucker stark ab und macht dich auch noch müde. Eine Folge davon ist, dass unser Körper wieder nach Süßem verlangt. Ganz typisch für Gelüste auf Süßes ist natürlich auch Stress.

Heißhunger auf **Brot und Pasta**: Dieser Heißhunger ist vergleichbar mit dem Heißhunger auf Süßes. Durch den ansteigenden Blutzucker und das Absinken, danach entsteht auch dieser Heißhunger. Anstatt eines Bonbons oder einen Keks zu essen, hat der ein oder andere eher Lust auf Brot oder Nudeln. Der Grund ist allerdings identisch.

Heißhunger auf **Eis**: Cremige Milchprodukte wie Eis oder Frozen Joghurt haben eine beruhigende Wirkung. Dies ist wirklich erstaunlich. Hättest du das gedacht? Bei der Einnahme von zu viel Schmerzmitteln, könnte evtl. auch dies ein Grund für diese Art von Heißhunger sein. Die Schmerzmittel können in seltenen Fällen Entzündungen in der

Magengegend auslösen. Die Lust auf Eis könnte ein Vorbote sein.

Ein ganz einfacher Grund für den Eishunger ist Müdigkeit. Der Milchzucker im Eis gibt dir einen kleinen Energieschub.

Heißhunger auf **Chips und Salzbrezeln**: Diese Gelüste auf etwas Salziges könnten ein Zeichen von Dehydration sein. Salz hilft nämlich unserem Körper dabei, Wasser besser zu speichern. Durch zu wenig trinken oder auch zum Beispiel Sport, Fieber etc. verlierst du Wasser, Salz und Mineralstoffe. Dadurch bekommst du auch einen Heißhunger auf Salziges. Bitte achte immer darauf, ausreichend zu trinken.

Und Stress könnte natürlich wiederum auch hier Heißhunger auf Chips oder ähnliches auslösen. Stress ist ein Auslöser auf sämtliche Arten von Heißhunger.

Heißhunger auf **Fleisch**: Der extreme Hunger auf Fleisch könnte daran liegen, dass dein Körper nach Eiweiß ruft und das Protein für die lebensnotwendigen Vorgänge im Körper fehlt. Allerdings könnte auch Eisenmangel oder zu wenig Vitamin B der Grund hierfür sein. Bei großem Blutverlust, zum Beispiel auch bei Frauen während der Periode, kann es oft zu einem Eisenmangel kommen. Da wäre ggfs. an eine Nahrungsergänzung zu denken, um diesen Mangel gut dosiert und einfach ausgleichen zu können.

Heißhunger auf **Pommes**: Erschöpfung und Schlafmangel können Gelüste auf fettiges Essen, wie zum Beispiel Pommes auslösen. Dieser Heißhunger zeigt uns einfach, dass wir übermüdet sind. Das Essen von Pommes hat nur einen Effekt mit kurzer Dauer, da es nicht dabei helfen kann, das eigentliche Problem, die Müdigkeit in den Griff zu bekommen.

Nahrungsergänzungen

Es gibt viele Meinungen zum Thema Nahrungsergänzungen. Sollen Nahrungsergänzungen eingesetzt werden? Sind sie eher nachteilig? Gefährden sie evtl. sogar meine Gesundheit? Dies beschäftigt viele Menschen, die sich überlegen, Nahrungsergänzungen hinzuzuziehen bzw. einzunehmen. Das Angebot und die Vielzahl von Nahrungsergänzungen sind immens groß, dass es dir auch schwer gemacht wird, das „Richtige" für dich auszuwählen.

Natürlich kann mit allem, meist durch Unwissenheit, durch Übermaß oder den vielen Angeboten, Unnötiges konsumiert oder das Limit für den eigenen Körper überschritten werden. Das Wichtigste ist immer, höre auf deinen Körper und handle auch danach.

Ein Mahlzeitenersatz ist nicht mit einer Nahrungsergänzung zu verwechseln. Ein Mahlzeitenersatz soll, wie der Name schon sagt, eine komplette Mahlzeit ersetzen. Wir sprechen hier aber von Nahrungsergänzungen.

Was ist also eine Nahrungsergänzung überhaupt? Eine Nahrungsergänzung ersetzt keine optimale ausgewogene Ernährung mit natürlichen Lebensmitteln. Wie das Wort es bereits sagt, geht es dabei um eine Ergänzung meiner Nahrung. Diese Nahrungsergänzung soll dazu dienen, unseren täglich benötigten Nährstoffbedarf optimal zu decken, falls Defizite vorhanden sind.

Unsere tägliche Ernährung bedarf der Zufuhr von Nährstoffen. Hierbei kommt es vor, dass durch unregelmäßige Mahlzeiten, Kantinenessen, Fertiggerichte, Zeitmangel, intensivem Sport und vielem mehr, Nährstoffe fehlen oder nicht in ausreichender Menge dem Körper zugeführt oder evtl. nicht optimal verwertet werden. Für diesen Mangel gibt es die hervorragende Möglichkeit unsere Ernährung zu optimieren. Nahrungsergänzungen vereinfachen und erleichtern die Aufnahme der fehlenden Nährstoffe.

Die Nahrungsergänzungen sollen immer auf die individuellen Bedürfnisse jedes einzelnen abgestimmt sein. Es kann vorab auch eine Bestimmung der Defizite erfolgen und so besteht die Möglichkeit, den benötigten Bedarf zu ermitteln, welche Nahrungsergänzung in welcher Menge zielorientiert, sinnvoll, bedarfsgerecht und erfolgreich eingesetzt werden kann.

„Sinnvolle Ergänzung bei Defiziten.
Allerdings ist weniger manchmal mehr und
nicht in Massen, sondern in Maßen einsetzen."

Dein Blutzuckerspiegel

Jede Nahrungsaufnahme beeinflusst unseren Blutzuckerspiegel. Es gibt Nahrungsmittel, die lassen unseren Blutzucker stark, leicht oder gar nicht ansteigen.

Steigt unser Blutzucker an, produziert unsere Bauchspeicheldrüse das Hormon Insulin, um den Blutzuckerspiegel wieder in den Normalbereich zu bewegen.

Wird die Bauchspeicheldrüse durch viele Mahlzeiten und dementsprechende Nahrungsmittel übermäßig zur Produktion von Insulin gezwungen, kann es passieren, dass die Bauchspeicheldrüse irgendwann nicht mehr kann und dies führt zu Diabetes. Bei Diabetes Typ 2 zum Beispiel ist die Bauchspeicheldrüse nicht mehr in der Lage, ausreichend Insulin zu produzieren. Außer Insulin kann nur noch körperliche oder geistige Aktivität den Blutzuckerspiegel senken.

Beim Abnehmen ist eine Insulinausschüttung im Körper unerwünscht. Das Hormon Insulin verhindert und bremst die Fettverbrennung.

Allerdings gibt es einige Hormone, wie zum Beispiel unsere Stresshormone Adrenalin und Cortisol, die das Hormon Insulin hemmen. Eine Folge davon ist, dass sich Stress sehr schlecht auf den Blutzuckerspiegel auswirkt.

Bei übermäßigem Verzehr von kohlenhydrat- bzw. zuckerreichen Lebensmitteln steigt der Blutzuckerspiegel auch an. Diese Nahrungsmittel bringen den Blutzuckerspiegel durcheinander. Da der Blutzuckerspiegel kurze Zeit nach der Nahrungsaufnahme rapide absinkt, entstehen Heißhungerattacken. Dies ist eine sehr unerwünschte Nebenwirkung, zum Beispiel beim Abnehmen.

Sagt dir der glykämische Index (Abkürzung GI) etwas? Der glykämische Index eines Nahrungsmittels gibt an, inwieweit ein kohlenhydratreiches Lebensmittel den Blutzucker über den Normalwert nach dem Verzehr anhebt. Je niedriger der glykämische Index ist, desto besser das Lebensmittel und je geringer die Blutzuckerschwankungen.

Ist der GI < 50 ist dies ein niedriger glykämischer Index. Ein GI zwischen 50 und 70 ist ein mittlerer glykämischer Index und alles über 70 bedeutet einen hohen glykämischen Index.

Hier einige Beispiele: Haferflocken 40, Cornflakes 81, Weizenvollkornbrot 71, Weißbrot (Weizen) 70, Heidelbeeren 42, Apfel 38.

Im Internet gibt es unzählige Tabellen mit Lebensmitteln und deren glykämischem Index. Hier kannst du gezielt für die einzelnen Nahrungsmittel den GI nachschauen.

Du siehst, es ist wichtig, bereits im Vorfeld gute, nährstoffreiche Nahrungsmittel auszuwählen, die deinen Blutzucker nicht so sehr beeinflussen.

Gemüseempfehlung

Der Brokkoli ist unter den Gemüsesorten besonders empfehlenswert. Jeder kann von diesem Gemüse profitieren.

Brokkoli hat sehr gute Nährwerte und ist daher sehr gesund. Der Brokkoli ist ein Kohlgemüse. Er gilt als einheimisches Superfood. Brokkoli hat in Deutschland etwa von Juni bis November Saison. In den übrigen Monaten kannst du ihn als Tiefkühlware weiterhin in deinen Speiseplan einbauen.

Brokkoli enthält Betacarotin, Folsäure, die Vitamine C, K und B5 sowie wichtige Mineralien wie Calcium, Kalium, Magnesium, Phosphor und Selen.

Brokkoli hat doppelt so viel Vitamin C als Orangen oder Zitronen. Er ist somit sehr gut für starke Abwehrkräfte.

Die empfohlene Vitamin C-Zufuhr für Männer liegt bei 110 mg pro Tag und für Frauen bei 95 mg täglich. Bei Rauchern zum Beispiel liegt der Vitamin C-Bedarf um einiges höher, da Nikotin ein Vitaminräuber ist. 100 g Brokkoli liefert durchschnittlich 110 mg Vitamin C.

Vitamin C ist hitzeempfindlich. Dies solltest du beim Zubereiten von Brokkoli beachten. Es wird daher empfohlen, den Brokkoli nur zu dünsten.

Brokkoli hat nur etwa 30 Kilokalorien pro 100 Gramm. Dies ist bei der Gewichtsabnahme sehr vorteilhaft. Eine gute Proteinquelle ist Brokkoli zusätzlich auch noch. Im rohen Zustand besitzen 100 g Brokkoli eine Eiweißmenge von 3,5 g. Gegart liefert Brokkoli rund 2,8 g Protein pro 100 g.

Obstempfehlung

Die Heidelbeeren bzw. Blaubeeren sind ein sehr gesundes Obst und gehören zu der Familie der

Heidekrautgewächse. Ob die Beeren nun Heidelbeeren oder Blaubeeren genannt werden, ist nicht relevant, da es sich nur um regional unterschiedliche Bezeichnungen für dieselben Beeren handelt. Weitere Namen für die Beeren je nach Region sind Heubeere, Schwarzbeere, Waldbeere, Bickbeere oder Wildbeere. Hast du davon schon einmal gehört?

Die Blaubeeren haben viele gesunde Inhaltsstoffe, allerdings auch wenig Kalorien. Helfen also Blaubeeren beim Abnehmen? Ja, natürlich. 100 Gramm Heidelbeeren enthalten gerade einmal 36 Kalorien. Die Beeren haben viel Vitamin C, Kalium und Zink, Folsäure und Eisen sowie sekundäre Pflanzenstoffe. Die sekundären Pflanzenstoffe erneuern Zellen, stärken das Immunsystem und bekämpfen Entzündungen. Die Beeren enthalten ebenfalls viele Ballaststoffe.

Hier ein weiterer Tipp für Dich: Die gekauften Heidelbeeren sollten prall aussehen und eine leicht pelzige Schicht haben. Die Früchte sind nicht mehr frisch, wenn sie bereits blank und sehr dunkel aussehen oder welke Stellen haben. Heidelbeeren kannst du im Kühlschrank mehrere Tage aufbewahren. Die Beeren lassen sich auch gut einfrieren und können so ganzjährig als Tiefkühlware verwendet werden.

Bitte nicht erschrecken: Aufgrund des dunklen Fruchtfleisches kann es beim Verzehr der Beeren als Beerenobst bzw. Waldfrucht, Zähne und Zunge blau färben.

Gewohnheiten & Veränderungen

Über Monate, Wochen und Jahre – manchmal sogar über Jahrzehnte – hast du dir bestimmte Gewohnheiten angeeignet, ja antrainiert. Dies passiert eher unbewusst. Häufig ist die Ernährungsweise jedes Einzelnen ein gutes Beispiel für solche Gewohnheiten.

Betroffen hiervon ist allerdings nicht nur deine Ernährung. Dies gilt auch für alle anderen Bereiche: in deinem Alltag, bei deinen beruflichen Tätigkeiten, im Umgang mit anderen uvm.

Um eine Veränderung anzustreben, benötigst du deinen Willen dazu. Es nur zu sagen, reicht nicht. Die Willenskraft ist dazu fähig, dich hier zu unterstützen und ist deine Motivation für Veränderungen. Nach Erreichen der ersten kleinen Verbesserungen motiviert dich dein eigener Erfolg. Der erste Schritt ist der Wichtigste, allerdings nicht immer der Einfachste. Wäre es einfach, würden es viele machen.

Der Beginn einer Veränderung ist nicht immer an einen bestimmten Tag gebunden. Zum Beispiel am Montag fange ich an, nicht immer am 1. Januar, nicht immer nach dem Geburtstagskaffee, nach Fasnacht, nach dem Sommerurlaub etc. Solange du eine Ausrede findest, um zu beginnen, ist die Schmerzgrenze für die Veränderung noch nicht erreicht. Fang einfach an.

Nach dem Beginn der Veränderung heißt es dann: sei geduldig mit Dir. Alles was du über einen längeren Zeitraum gemacht hast, erfordert Durchhaltevermögen, um es zu ändern. Bleib dran und halte durch. Motiviere dich mit der Erreichung kleiner Teilziele und habe dein großes Ziel immer vor Augen. Schreibe dir alles auf: dein Istzustand beim Start, dein Ziel, deinen Weg. Das erinnert dich daran, was du bereits erreicht hast und wo du hinmöchtest.

Dies möchte ich dir an einem Beispiel erklären: Bei einer Ernährungsumstellung nehme ich mit meinen Kunden alle Daten im Vorfeld auf. Wir erstellen eine Stoffwechselmessung und sehen schwarz auf weiß den momentanen Istzustand. Wir definieren zusammen ein Ziel. Hier ist es ein klein wenig knifflig. Viele schreiben auf: „Ich hätte gerne 15 kg weniger.", „Ich möchte das Medikament XY nicht mehr nehmen wollen." und und und. Diese Formulierung bedeutet, dass du von irgendetwas weg möchtest. Unser Gehirn arbeitet da allerdings etwas anders. Bitte formuliere das Ziel immer so, dass du nennst, wohin du möchtest. Dies wäre zum Beispiel: „Am 24. Juni wiege ich 70 kg", „Ich habe dauerhaft einen stabilen Blutzuckerwert", „Ich esse mehr Gemüse, mindestens einmal täglich". Meine Kunden können alles während der Umstellungsphase notieren: Rezepte, sportliche Betätigungen, Vitamine, Mineralstoffe, Körpermaße etc. Durch weitere Stoffwechselmessungen sehen wir die körperlichen Veränderungen und halten die Zwischenziele fest. Aus dieser Dokumentation ist ersichtlich, was evtl. mal nicht so gut funktioniert hat und auch was die Zielerreichung besonders gut unterstützt hat. Sich alles merken zu wollen, ist nicht möglich. Der Satz: „Wer schreibt, der bleibt." hat schon ein Fünkchen Wahrheit in sich.

Nachdem die Veränderungen funktioniert haben, du die ersten Teilziele erreicht hast und vielleicht kurz vor der Zielerreichung stehst oder sogar dein Ziel schon erreicht hast, sei dir bewusst, das wars noch nicht. Jetzt folgt gleich im Anschluss die Festigung dieser neuen Gewohnheiten. Bitte falle nicht vor lauter Euphorie in deine alten Gewohnheiten zurück. Orientiere dich an den neuen Gewohnheiten. Gegen kleine Belohnungen sagt niemand etwas. Diese solltest du dir auch gönnen. Halte dein Ziel, sei dir bewusst, was du erreicht hast und bleib weiterhin dabei.

Ich wünsche dir hierfür viel Erfolg und das notwendige Durchhaltevermögen. Mögest du deine Ziele immer erreichen.

„Zeit für Veränderung?
Zeit für Veränderung!"

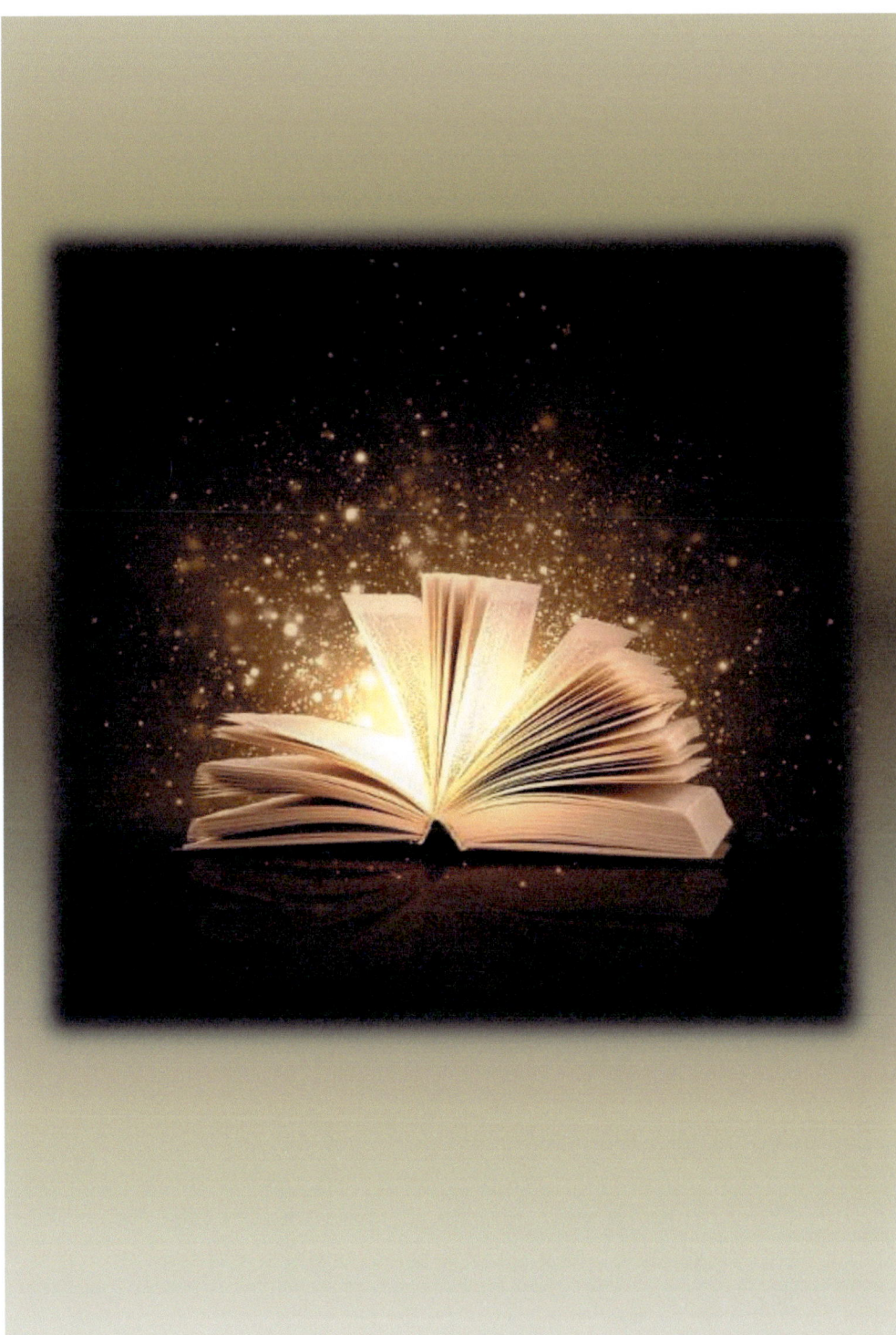

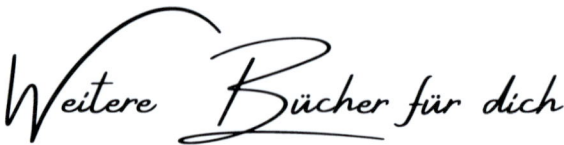

Weitere Bücher für dich

Wissen und Erfahrungen festhalten und weitergeben, das ist meine Intention zu schreiben. So haben viele Menschen die Möglichkeit, davon zu profitieren.

Ob Bücher, Berichte zu ausgewählten Themen bzw. Fachartikel zu den unterschiedlichsten Gesundheitsthemen – ich schreibe einfach gerne.

„Lass' dich von der Magie eines Buches inspirieren!"

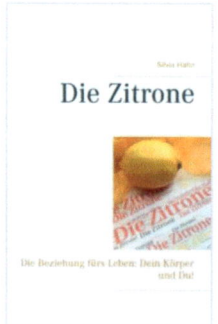

Die Zitrone

Die Zitrone ist eine ganz besondere Frucht! Die Zitrone hat so viele gute Auswirkungen auf unseren

Körper und positive Effekte auf die Gesundheit. Die Zitrone ist nicht nur zum Verzehr geeignet. Auch der Duft dieser Frucht ist etwas ganz Besonderes und hat eine angenehme Wirkung auf den Körper.

ISBN-13: 9783746050164

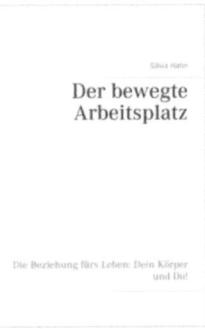

Der bewegte Arbeitsplatz

Bleibe immer in Bewegung! Bleibe gesund! Erfahre hier kurz und knapp, warum Bewegung dir gut tut und wie du dich mit 5 einfachen Übungen an deinem Arbeitsplatz fit hälst. Denke daran, du hast nur diesen einen Körper. du trägst die Verantwortung für deinen Körper. Pass gut auf ihn auf!

ISBN-13: 9783746046860

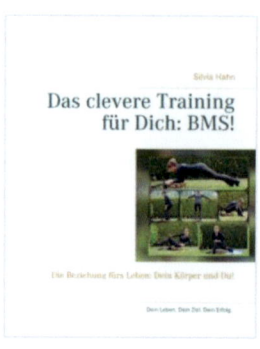

Das clevere Training für Dich: BMS!

Entdecke hier eine andere Art des Fitnesstrainings: Erlebe exklusiv mit mir das revolutionäre BMS-Training auf der Vibrationsplatte: zeitsparend, effektiv und vielseitig! Für (fast) jedermann / jederfrau geeignet. Ich lade dich herzlich ein, dieses Training kennenzulernen und freue mich, dich hier begleiten zu dürfen. Ausführliche Erklärungen und Informationen rund um das Training, Trainingsplanbeispiele, die richtige Ausstattung, Informationen zu Ernährung und Erholung sind in diesem Buch zu finden. Das Training lässt sich optimal in deinen Alltag integrieren und du steigerst deine Lebensqualität!

BMS-Training für Sport, Wellness & Therapie!

ISBN-13: 9783752854398

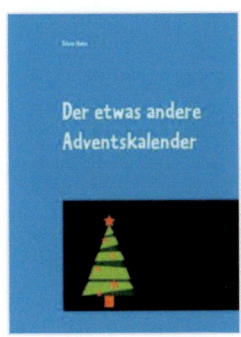

Der etwas andere Adventskalender
für eine schöne Adventszeit

ISBN-13: 9783748175278

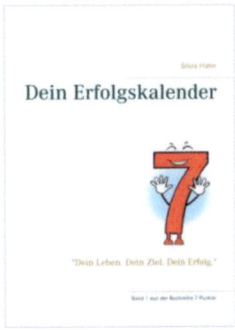

Dein 7-Punkte-Erfolgskalender

Mit diesem Kalender hast du die Möglichkeit, jeden Tag für einige Minuten in deine eigene Gedankenwelt abzutauchen und an deinen Zielen, deinem Erfolg und deinem Glücklichsein zu arbeiten. Nimm dir täglich Zeit für Dich, deinen Erfolg, deine

Motivation und deine Ziele. Dies nimmt wöchent-
lich nicht einmal eine Stunde in Anspruch. Es bringt
dich persönlich, beruflich und privat ein großes
Stück weiter. Dieses Buch ist dein täglicher Begleiter
für 365 (bzw. 366) Tage.

"Verbringe jeden Tag einige Zeit mit dir selbst."

Dalai Lama

ISBN-13: 9783751919692

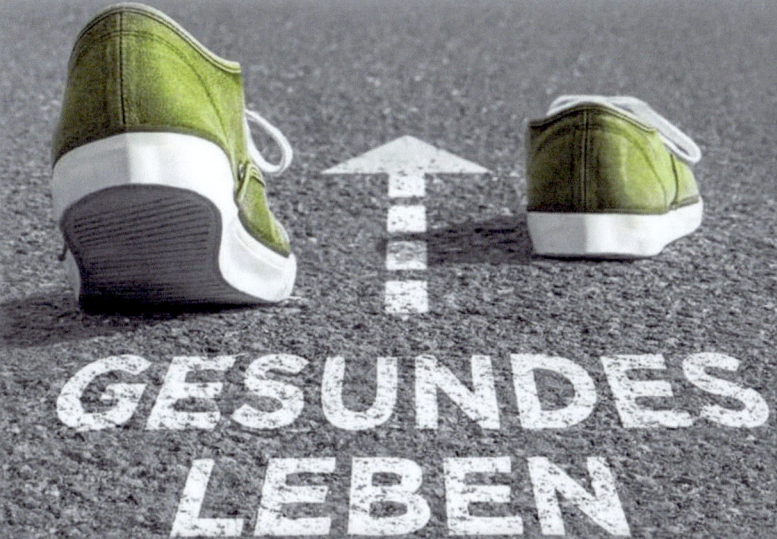

Die Autorin Silvia Hahn

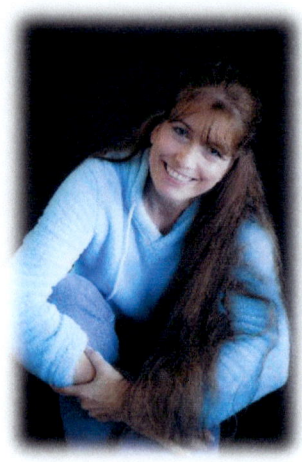

www.silvia-hahn.de
info@silvia-hahn.de

- Gesundheitscoach
- Ernährungsberaterin
- Diabetes Coach
- Abnehmexpertin
- LifeCoach
- Psychologische Beraterin
- Tipps & Tricks zur Gesundheit & Ernährung
- Referentin & Autorin

Seit über 25 Jahren widme ich mich den Themen Ernährung, Sport, Bewegung, Erfolg, Motivation und seelischer Gesundheit. Dies rührt aus der Begeisterung für diese Bereiche und dem Interesse daran, was den Menschen körperlich und geistig fit, gesund und stark hält.

Gerne bin ich persönlich, telefonisch oder auch online für dich da.

Gehe zusammen mit mir den Weg in ein gesundes Leben. Ich freue mich über deine Kontaktaufnahme. Vernetze dich mit mir auf Facebook, Instagram, LinkedIn und über meinen Podcast. Auf meiner Website gibt es viele Informationen, Angebote und Neuigkeiten.

Deine

Silvia Hahn

„Gut Essen. Bewusst Leben. Gesund Sein."
Silvia Hahn

Bildnachweis

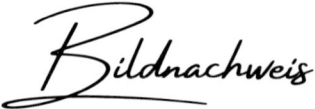

Fotos von Silvia Hahn, Katharina Hahn, www.pexels.com

Literatur und weitere Quellen

„Der bewegte Arbeitsplatz", „BMS", Silvia Hahn; „Ratgeber Immunsystem", Lothar Ursinus; https://de.wiktionary.org/wiki/Protein; https://www.netdok tor.de/Diagnostik+Behandlungen/Laborwerte/Aminosaeuren-1030.html; https://eatsmarter.de/ernaehrung/gesund-ernaehren/am-gemuese; https:// utopia.de/ratgeber/brokkoli-ist-gesund-dank-dieser-naehrwerte/; https:// www.wunderweib.de/heisshunger; https:// www.stuttgarter-zeitung.de/ inhalt.mehr-wasser-trinke

Haftungsausschluss

Sämtliche übermittelten Informationen sind vom Autor eingehend geprüft worden. Dennoch erfolgen alle Angaben und Empfehlungen ohne Gewähr. Es wird hiermit ausdrücklich darauf hingewiesen, dass die Anwendung sämtlicher gegebener Empfehlungen, Ernährungs- wie auch Trainingsprogramme wie auch alle weiteren Informationen auf eigene Gefahr erfolgen. Eine Haftung des Autors bzw. dessen Unternehmens sowie dessen Beauftragte für Sach-, Personen- oder Vermögensschäden ist ausgeschlossen – weder direkt noch indirekt. Es obliegt daher dem Kunden/Leser eigenverantwortlich zu entscheiden, inwiefern er die Informationen der vorliegenden Informationen für sich nutzt. Die Durchführung und die entsprechende Verantwortung obliegen allein dem Kunden/Leser.

Deine Gedanken

„Achte auf Deine Gedanken,
denn sie werden Deine Worte.

Achte auf Deine Worte,
denn sie werden Handlungen.

Achte auf Deine Handlungen,
denn sie werden Gewohnheiten.

Achte auf Deine Gewohnheiten,
denn sie werden Dein Charakter.

Achte auf Deinen Charakter,
denn er wird Dein Schicksal.“

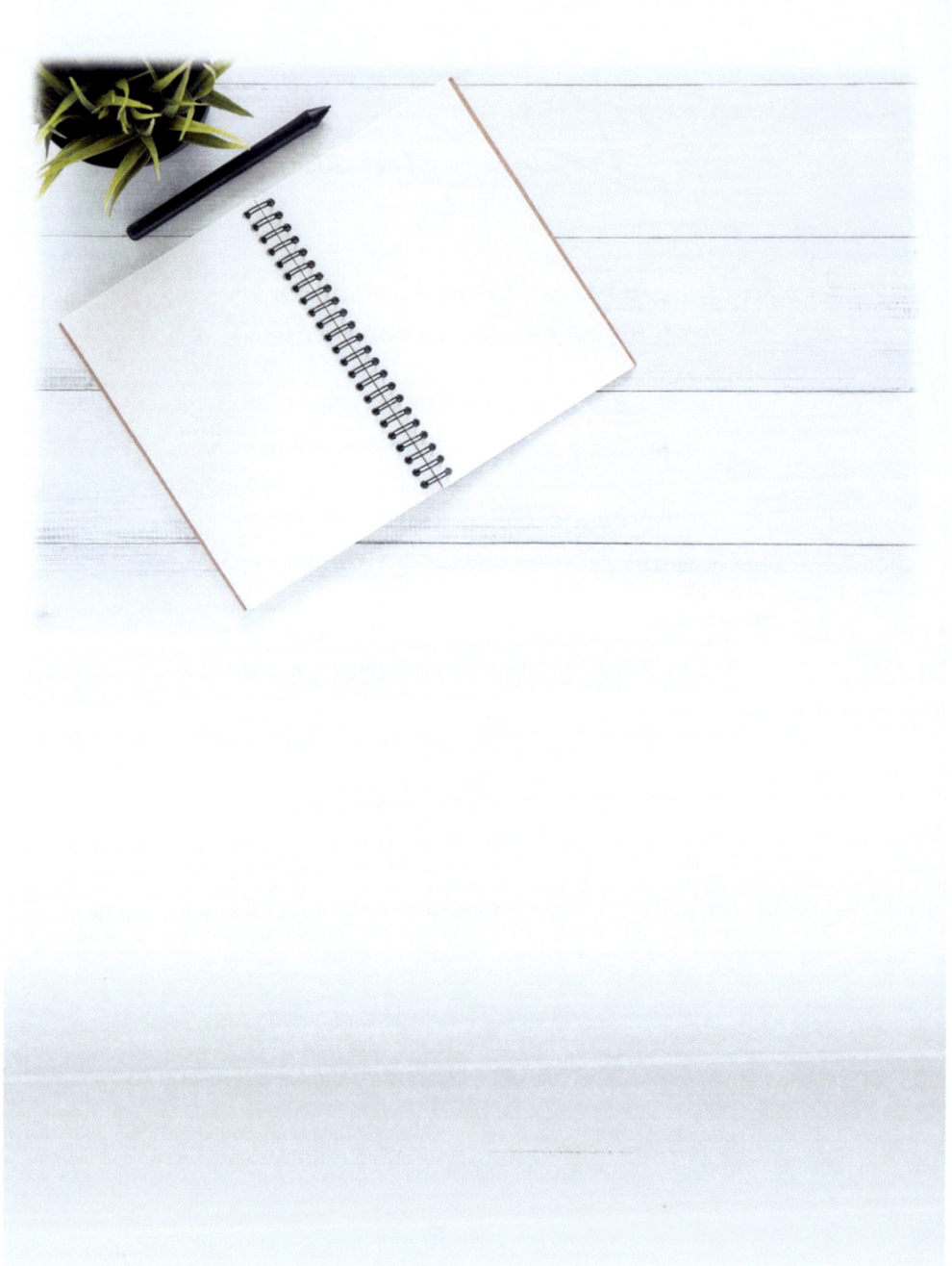

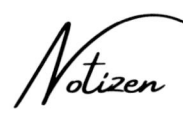

Notizen

_____

_____

_____

_____

_____

_____

_____

_____

_____

_____

_____

_____

_____

_____

_____

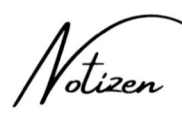

Notizen